Prof. Hademar Bankhofer
Karl-Heinz Dolinschek
Dr. med. Franz Reinisch

Die heilenden Kräfte des Nopal-Kaktus

ISBN 3-902191-01-5

Autoren: Prof. Hademar Bankhofer; Dr. med. Franz Reinisch; Karl-Heinz Dolinschek.

Fotonachweis:
Dolinschek und Kneipp-Verlag.

Layout, Fotosatz, technische Bearbeitung: Verlag des Österreichischen Kneippbundes Ges.m.b.H.

Druck: Druckerei Theiss GmbH, A-9431 St. Stefan.

2. Auflage

Leoben, Mai 2004

Prof. Hademar Bankhofer
Karl-Heinz Dolinschek
Dr. med. Franz Reinisch

Die heilenden Kräfte des Nopal-Kaktus

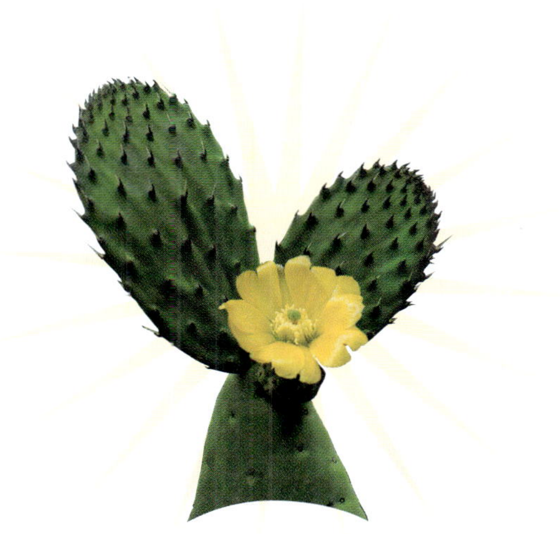

Schon die Azteken schätzten seine Wirkung

Indianische Medizin neu entdeckt:

Der Nopalnocheztli senkt
Blutzucker, Cholesterin, Triglyceride und Bluthochdruck.
Er regt die Verdauung an und hilft beim Abnehmen.

INHALT

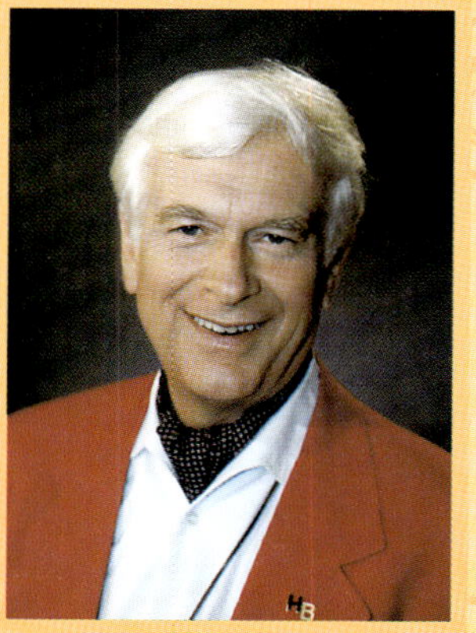

Prof. Hademar Bankhofer:

»Doktor Kaktus« erobert die Medizin

Ein Vorwort

Für Hippokrates, den Leiter der Ärzteakademie auf der Insel Kos in Griechenland, einen Mann aus dem Geschlecht der Asklepiaden, war die Sache selbstverständlich und klar: Er, der später zum Vater der Medizin werden sollte, sah die Aufgabe des Arztes vollkommen unkompliziert. Und er lebte und arbeitete auch so.

Seine Überzeugung war: Nur jener Arzt kann zum Wohle seiner Patienten das Beste leisten und erfolgreich behandeln, der sowohl überlieferte und bewährte Traditionen als auch neue Erkenntnisse in sein Therapieprogramm aufnimmt. Heute würde man sagen: Für Hippokrates war die Zusammenarbeit von Naturheilkunde und Schulmedizin eine wichtige Maßnahme. Das war im Prinzip sein Vermächtnis an die Menschheit.

Doch vorerst hat sich keiner daran gehalten. Bereits in der Antike begannen sich Vertreter des überlieferten Wissens und Verfechter von neuen medizinischen Erkenntnissen zu spalten. Im Mittelalter kam es dann zu einer regelrechten Verfeindung

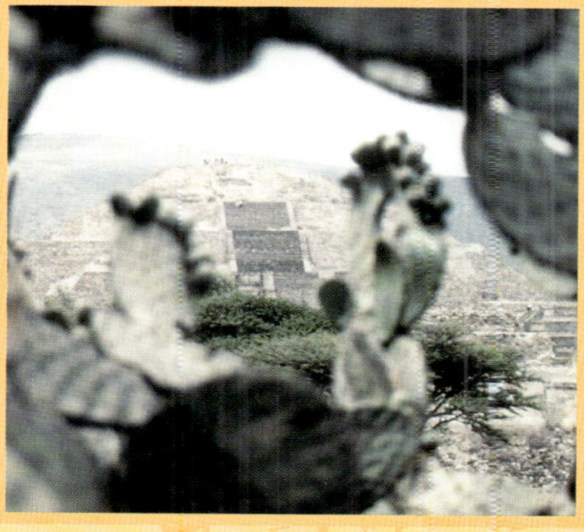

von Schulmedizin und Naturheilkunde. Ein Mann, der es am eigenen Leib zu spüren bekam, war niemand Geringerer als Theophrastus Bombastus von Hohenheim, viel bekannter unter dem Namen Paracelsus. Er war studierter Mediziner und verteidigte in mehr als 200 Schriften die Macht und die Kraft der Naturheilkunst. Er hatte Erfolg damit und wurde von den Patienten vergöttert. Die Schulmediziner seiner Zeit bekämpften ihn. Die Worte Naturkraft und Erfahrung, die Paracelsus immer wieder verwendete, wurden dem medizinischen Zeitgeist immer unverständlicher und wurden angelehnt.

Doch Paracelsus und viele große Naturheiler nach ihm - Vinzenz Prießnitz, Johann Schroth, Samuel Hahnemann, Pastor Leopold Emanuel Felke und Pfarrer Sebastian Kneipp - haben nicht vergebens gekämpft.

Wir befinden uns heute in einem Zeitalter, in dem viele Ärzte den erträumten Weg des Hippokrates gehen. Sie sind Ärzte für Allgemeinmedizin oder Fachärzte für ein bestimmtes medizinisches Spezialgebiet und gleichzeitig auch Ärzte für Naturheilverfahren. Und die Patienten danken es ihnen.

Der Trend zu natürlichen Behandlungsmethoden ist unverkennbar. Und dieser Trend ist im Steigen begriffen. Man erkennt es auf vielen Gebieten: bis in die Neurologie, die das Johanniskraut entdeckt hat, und bis in die Frauenheilkunde, die zum Teil künstliche Hormongaben durch pflanzliche Hormonsubstanzen ersetzt.

Diese Entwicklung hat eine Revolution in der Pharmazie und Biochemie eingeleitet. Fast jeder große Pharmakonzern hat heute bereits spezielle Wissenschaftler, die eine wichtige Aufgabe haben: Sie reisen um die Welt, in den afrikanischen Urwald, in den tropischen, südamerikanischen Regenwald. Sie wandeln auf den Spuren der Azteken. Sie nehmen Kontakt mit Einheimischen auf und lassen sich die Geheimnisse der Medizinmänner erklären. Sie sind auf der Suche nach Heilpflanzen, Sträuchern, Bäumen und Gräsern, um ihre Inhaltsstoffe zu überprüfen und diese für den großen medizinischen Einsatz zu testen.

Das allein beweist schon, dass in den nächsten Jahren viele neue Naturkräfte im Kampf gegen Krankheiten eingesetzt werden, dass wir von vielen, neuen Naturarzneien hören werden. Und wir werden dankbar sein, weil wir zur Natur eben besonderes Vertrauen haben. Und weil hier die unerwünschten Nebenwirkungen meist weitaus geringer und nicht so gefährlich, mitunter überhaupt nicht vorhanden sind.

Karl-Heinz Dolinschek ist so ein Mann, der in die Welt hinausgeht und ständig auf der Suche nach neuen Naturarzneien ist.

Ich kenne ihn seit Jahren und schätze ihn überaus, weil er sich mit Leib und Seele der Naturmedizin, vor allem neuen Wirkstoffen aus Pflanzen in fernen Ländern, verschrieben hat. Er hat auch den Reishi-Pilz aus Asien nach Europa gebracht und damit weltweit für Schlagzeilen gesorgt.

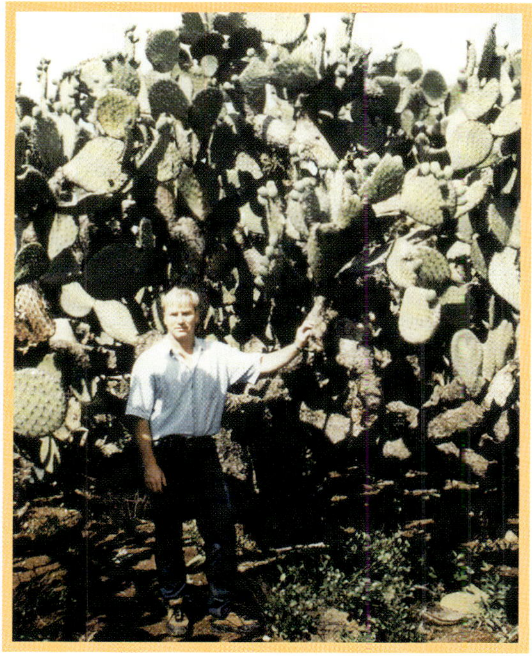

Jedes Mal, wenn Karl-Heinz Dolinschek seine Koffer packt, dann verabschiedet er sich gleich für Monate. Und dann wissen alle, die ihn kennen: Er hat wieder ein ganz bestimmtes Ziel im Auge. Er hat bei seinen Forschungen von einer neuen Naturarznei gehört. Und er macht sich auf den Weg, die Sache selbst in Augenschein zu nehmen. Für mich ist Karl-Heinz Dolinschek so etwas wie ein »Detektiv der Naturmedizin«. Jedes Mal, wenn er von einer weiten Reise zurückkehrt, hat er nicht nur viel zu erzählen, sondern er hat eine neue Naturarznei entdeckt.

Damit kein falscher Eindruck entsteht: Was Karl-Heinz Dolinschek entdeckt, hat in der anderen exotischen Welt, die er bereist hat, bereits eine lange Tradition, hat Millionen Menschen geholfen. Karl-Heinz Dolinschek geht der Geschichte dieser Naturarznei nach. Er führt mit namhaften Ärzten und Wissenschaftlern in dieser Region Gespräche, besucht Universitäten und nimmt dort Einblick in bereits vorhandene Studien.

Das allein aber genügt ihm nicht. Er setzt sich nach seiner Rückkehr mit Ärzten und Wissenschaftlern in unserer Region zusammen und regt auch hier aktuelle Studien mit den neuen natürlichen Wirkstoffen an. Und so entsteht durch seine Anregung eine neue Therapie auf natürlicher Basis.

Und diesmal ist er nach Mexiko gereist, hat dort viele Monate verbracht und eine überaus stachelige Heilpflanze mitgebracht: einen Kaktus. Es handelt sich um den Nopal-Kaktus aus der indianischen Medizin.

Die Zeit war dafür reif. Irgendwie spürten auch andere Wissenschaftler, dass dieser Nopal-Kaktus für die westliche Medizin von großer Bedeutung werden könnte. Ich kann mich noch genau erinnern, als ich im Jahr 1996 zum ersten Mal an die Harvard Universität eingeladen wurde und dort mit Ärzten und Wissenschaftlern ein großes internationales Symposium über natürliche Therapien durchführen durfte. Da saß ich eines Abends mit Prof. Dr. Charles Henekens, dem damaligen Leiter der Medizinischen Schule beim Hummeressen im Hafen von Boston. Und da meinte er sinnierend: »Die Biochemie hat schon viele Bäume, Sträucher und Pflanzen für die Medizin entdeckt. Ich wundere mich, dass sich noch niemand mit der Kraft aus bestimmten Kaktusarten beschäftigt hat. Ich habe gehört, dass es in Mexiko Gegenden gibt, in denen man mit den Heilkräften von einigen Kaktusarten schwere gesundheitlche Störungen nebenwirkungsfrei behandeln kann. Ich glaube, es wird nicht mehr lange dauern und die Medizin wird die Kakteen für die ärztliche Therapie und für die Hausapotheke entdecken ...!« - Karl-Heinz Dolinschek hat die Pionierleistung vollbracht. Er hat den Nopal-Kaktus aus Mexiko nach Europa gebracht. Und man kann heute sagen: »Doktor Kaktus« erobert die Medizin.

Habe ich Sie jetzt neugierig gemacht? Schauen wir uns doch einmal den Nopal-Kaktus genauer an. Ich finde: Es handelt sich dabei um eine der interessantesten und ungewöhnlichsten Naturarzneien aus dem amerikanischen Kontinent.

Ein Kaktus als Heilmittel

Das ist absolut neu in der europäischen Naturmedizin. Vielleicht haben Sie den Namen dieses Kaktus noch gar nicht gehört. Man nennt den Nopal-Kaktus aus Mexiko auch Feigenkaktus. Er wird bis zu 7 Metern hoch und bis zu 50 Jahren alt. Vielfach wächst er aber auch als Strauch in einer Höhe von 1 bis 1,5 Metern. Der Nopal-Kaktus besteht zu 90 Prozent aus Wasser. In seinen Stielansätzen und in den Blättern kann man interessante Mengen der Mineralstoffe und Spurenelemente messen. Er braucht viel Sonne und Licht, könnte daher bei uns nicht existieren. Er fühlt sich bei einer Temperatur von 30 bis 40 Grad Celsius wohl und wächst besonders gut auf Erde aus Vulkan-Gestein und Kalkstein. Der Nopal-Kaktus wächst wild, wird aber seit einigen Jahren auch unter strenger Kontrolle kultiviert.

Sowohl die Stielansätze als auch die Blätter tragen Stacheln. Für medizinische Zwecke und für die Zubereitung von Speisen werden die jungen weichen Blätter - die Schösslinge - verwendet. Man nennt sie in Mexiko Nopalitos. Sie sind in diesem Stadium besonders reich an Wirkstoffen. Die Männer, die diese jungen Blätter ernten und sammeln, werden Nopaleros genannt.

In Mexiko verwendet man den Nopal–Kaktus sowohl als Gemüse, aber auch als Naturarznei. Die Heilkraft des Feigenkaktus wird seit Jahrhunderten bei der Bevölkerung geschätzt. Man erntet die Blätter,

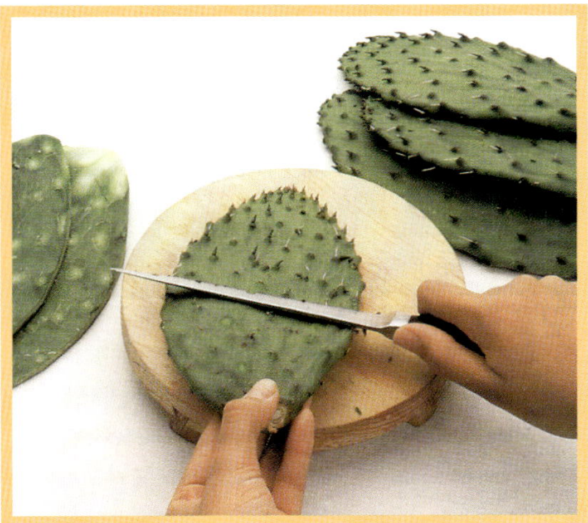

befreit sie von den Stacheln, trocknet sie, hackt sie in kleine Stücke und kocht sie. Und man setzt sie im Haushalt vielfältig ein:

- Man verwendet den Absud für Kompressen.
- Man inhaliert die aufsteigenden Dämpfe.
- Man badet darin.
- Man bereitet Umschläge.
- Man zerreibt die geschälten und zerdrückten Blätter und trägt den Brei als Maske aufs Gesicht auf. Das tun in erster Linie viele Frauen in Mexiko.
- Oder man trinkt den Tee für ein längeres Leben.

Wissenschaftler in den USA und in Europa befassen sich heute intensiv mit dem Nopal-Feigenkaktus.

Sie haben nun den eigentlichen Wert der Kaktusblätter für die Naturmedizin entdeckt. Dieser Wert beruht auf zahllosen Wirkstoffen:

Der Nopal ist reich an Eisen, Kalzium, Kalium, Magnesium, Mangan, Silizium, Aluminium, weiters an Aminosäuren, den Vitaminen A, B_1, B_2, B_3 und C, aber auch an Harzen, Taninnen und Karotinen. Er verfügt über einen außerordentlich hohen Anteil an Pektin. Das macht den Nopal so interessant für den Kampf gegen zu hohes Cholesterin. Vor allem diese Wirkung hat in jüngster Zeit die europäische Medizin auf den Kaktus aufmerksam gemacht.

Maria de la Luz Fernandez, Ernährungswissenschaftlerin und Ärztin an der Universität von Arizona, berichtet dazu: »Das Pektin des Nopals vermindert das schädliche LDL-Cholesterin. Das schützende, gute HDL-Cholesterin hingegen wird vermehrt. Damit übertrifft der Nopal die Eigenschaften des Pektins im Apfel bei weitem!«

Die Ärztin betont weiter: »Man kann eindeutig sagen, dass der Nopal-Kaktus Herzattacken vorbeugen kann, denen meist Fettstoffwechsel-Störungen vorausgehen.«

Zweifelsohne wird es in nächster Zeit auf diesem Gebiet auch in Europa noch viele wissenschaftliche Studien geben. Man wird demnach in den nächsten Jahren noch viel von dieser ungewöhnlichen stacheligen Heilpflanze hören.

Auf diesem Gebiet forschen derzeit auch Dr. Xavier Lozoya Legorreta an der Biomedizinischen Universität in Xochitepec, sowie Ärzte am Zentrum für Biologiewissenschaften am staatlichen polytechnischen Institut von Mexiko. Sie haben nachgewiesen, dass der Kaktus zusätzlich zum Kampf gegen erhöhtes Cholesterin auch zu hohe Triglyceridwerte senken kann.

Doch das ist nicht alles, was man über den Feigenkaktus weiß. Der Nopal bewährt sich auch im Kampf gegen Diabetes.

Dazu gibt es zwei interessante Studien, die belegen: Der Extrakt aus dem Nopal-Kaktus senkt zu hohe Blutzuckerwerte bei Patienten mit Diabetes Typ I und Typ II. Beide

Studien wurden im Jahr 1998 von Dr. Rosa Martha Jimenez Carillo am Hospital de Especialidades Centro Medico la Raza in Mexiko durchgeführt. Der Erfolg zeigte sich sowohl bei Patienten, die mit Insulin versorgt werden mussten, als auch bei Patienten, die mit einer speziellen Diät lebten.

Die positive Wirkung des Nopal-Extraktes auf den Blutzuckerspiegel kann man nach 120 bis 180 Minuten nach der Einnahme feststellen. Der genaue Wirkmechanismus, das Prinzip dieser Blutzucker senkenden Maßnahme ist der Medizin bis heute nicht bekannt. Die Tatsache aber, dass der Feigenkaktus in seinen Blättern das Enzym Glycose-6-Phosphat/Isomerase enthält, erklärt einiges. Dieses Enzym kann Blutzuckerwerte senken.

Zweifelsohne aber spielt dabei auch der hohe Anteil an Ballaststoffen eine wichtige Rolle. Der Nopal enthält viel Zellstoff und viel Pektin. Man weiß, dass Ballaststoffe - also faserreiche Pflanzenteile - die Aufnahme von Glukose im Darm hemmen. Aber auch der klebrige Saft in den Blättern - ein mineralstoffreicher Pflanzenschleim - wirkt sich positiv auf zu hohe Blutzuckerwerte aus.

Der Extrakt des Feigenkaktus darf allerdings trotz all dieser faszinierenden Wirkungen nicht als Heilmittel gegen Diabetes angesehen werden. Er stellt aber eine sinnvolle Unterstützung der ärztlichen Behandlung dar und verbessert entscheidend die Lebensqualität des Diabetikers.

Schließlich aber ist der Nopal-Feigenkaktus auch noch eine wirksame Waffe gegen verschiedene andere Gesundheitsprobleme:

- Durch seinen Reichtum an Vitamin C schützt er vor Erkältungen und Parodontose.
- Der Nopal hilft gegen Atemwegserkrankungen, weil er Entzündungen hemmt und schleimlösend wirkt.
- Man kann mit dem Kaktus auch rheumatische Beschwerden lindern.
- Der Extrakt des Nopals aktiviert auch die Arbeit aller Drüsen im Körper.
- Man kann damit allgemeines Wohlbefinden schaffen.
- Wichtig für das erste Sonnenbad. Unmittelbar danach sprießt oft ein Lippenbläschen, in der Medizin Lippen-Herpes genannt. Man kann mit dem Nopal-Feigenkaktus dagegen vorbeugen.
- Der Nopal-Kaktus hat eine günstige Wirkung auf die Schleimhaut des Magens.
- Er kann die Verdauung fördern.
- Und er kann mithelfen, wenn man Übergewicht abbauen möchte.

Lauter interessante Aspekte, die beweisen: Der Nopal-Kaktus mit so langer indianischer Tradition ist für unsere Zeit wie geschaffen.

Wer den Feigenkaktus aus Mexiko für die Gesundheit einsetzen möchte:

Man bekommt den Extrakt aus dem Nopal-Kaktus als Nahrungsergänzung in Kapseln in der Apotheke.

- Täglich 1 bis 2 Kapseln mit reichlich Flüssigkeit, am besten mit Wasser.
- Oder man trinkt täglich 2 Tassen Nopal-Tee aus der Apotheke. Einen gehäuften Teelöffel Nopal-Tee mit 1/4 Liter kochendem Wasser übergießen und 5 – 10 Minuten ziehen lassen (kann auch aufgekocht werden). Mehrere Aufgüsse möglich. Die gekochten Teeblätter eignen sich für den Verzehr.

Habe ich Sie jetzt neugierig gemacht auf den Nopal-Kaktus und seine geheimnisvollen, starken Naturkräfte? Dann lesen Sie dieses Buch weiter. Sie erfahren darin die Geschichte dieses Kaktus, die bis in die Zeit des Kolumbus und noch weiter zurückreicht und die eng mit Mexiko verbunden ist. Sie erfahren Details aus dem Volksbrauchtum rund um diesen Kaktus. Sie erfahren, was internationale Wissenschaftler über die Wirkung des Nopals sagen, welche Studien heute bereits vorliegen und was man botanisch und biochemisch über den Kaktus weiß.

Und Sie werden den neuesten Stand der weltweiten Forschungen über den Einsatz des Nopal-Kaktus bei zu hohen Cholesterinwerten und bei Diabetes erfahren. Und darin liegt die große Zukunft des Kaktus.

Sie finden in diesem Buch aber auch ungewöhnliche Nopal-Rezepte, die Sie selbst zubereiten können. Und ich kann Ihnen schon so viel verraten: Es sind köstliche Rezepte dabei.

Erfahrene Vertreter der Schulmedizin und der Naturmedizin nehmen in dem Buch Stellung zum Nopal-Kaktus und seinen Einsatzchancen. Und Sie werden erkennen, dass die Kneipp-Lehre auch neuen Naturarzneien gegenüber sehr aufgeschlossen ist.

Prof. Mag. Bernd Milenkovics, Präsident des Österreichischen Kneippbundes und Pharmakologe, sieht in der Anwendung des Nopal-Kaktus große Chancen.

Sie werden in dem Buch auch erleben, wie Ärzte und Wissenschaftler Schritt um Schritt die Wirkmechanismen des Nopal-Kaktus im Einsatz gegen zu hohe Cholesterinwerte und gegen Diabetes entdecken. Denn es ist für uns alle wichtig zu wissen, wie Naturkräfte in uns wirken.

Ich bin überzeugt: Dieses Buch über den Nopal-Kaktus mit wunderschönen Fotos wird Sie von der ersten bis zur letzten Seite faszinieren.

Ich wünsche Ihnen viel Vergnügen beim Lesen und gute Gesundheit, bei der Ihnen vielleicht sogar der Nopal-Kaktus das eine oder andere Mal helfen wird können.

Herzlichst Ihr

Prof. Hademar Bankhofer

Gedanken zum Nopal

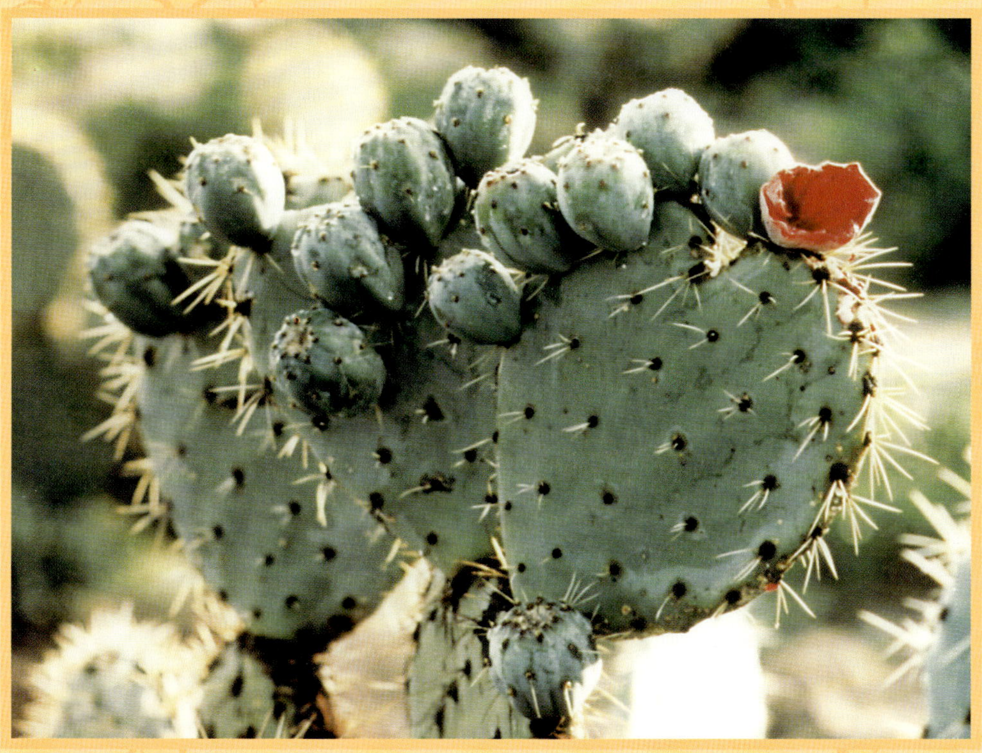

Kranke Menschen suchen Heilung. Sie wollen von den Beeinträchtigungen des Alltags und von ihren Schmerzen befreit werden. Nicht selten werden ihnen dabei »Wundermittel« angeboten, von denen sich bald herausstellt, dass sie in ihrer Wirkung sehr beschränkt sind. Und dies, obwohl sie den Patienten zunächst marktschreierisch und mit dem Versprechen auf eine baldige Genesung angepriesen worden waren.

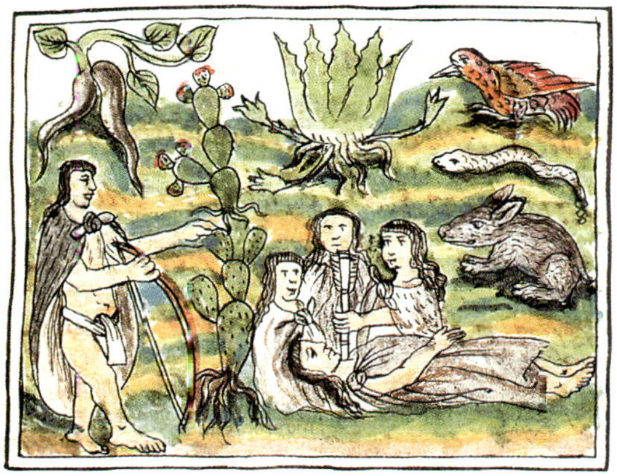

Ist der Nopal auch ein solches Wunderding? Eines, das Menschen, die jahrelang an Diabetes mellitus leiden, rasch zu heilen vermag? Nein, keineswegs. Dies kommt auch in dem vorliegenden Buch deutlich zum Ausdruck und wird einstimmig von allen Wissenschaftlern, die wir zum Nopal und seiner Wirkungsweise befragt haben, bestätigt. Sehr wohl vermögen die Kapseln und der Tee, die aus dem mexikanischen Feigenkaktus gewonnen werden, aber den Blutzuckerspiegel abzusenken. Aber auch dies geht nur langsam vor sich und wird nur durch die lang anhaltende Medikation bei Patienten erreicht, die noch kein Insulin spritzen müssen.

Krankheiten entwickeln sich durch ein Fehlverhalten des Menschen oft über Jahre hinweg. Ganz besonders gilt dies für den Diabetes Typ 2. Es ist also nur natürlich, dass es eines längeren Zeitraums bedarf, um organische Entgleisungen wieder zu korrigieren. Dabei kann Ihnen der Nopal ausgezeichnet helfen.

Die Herausgeber

Griechisch-mexikanische Ähnlichkeiten

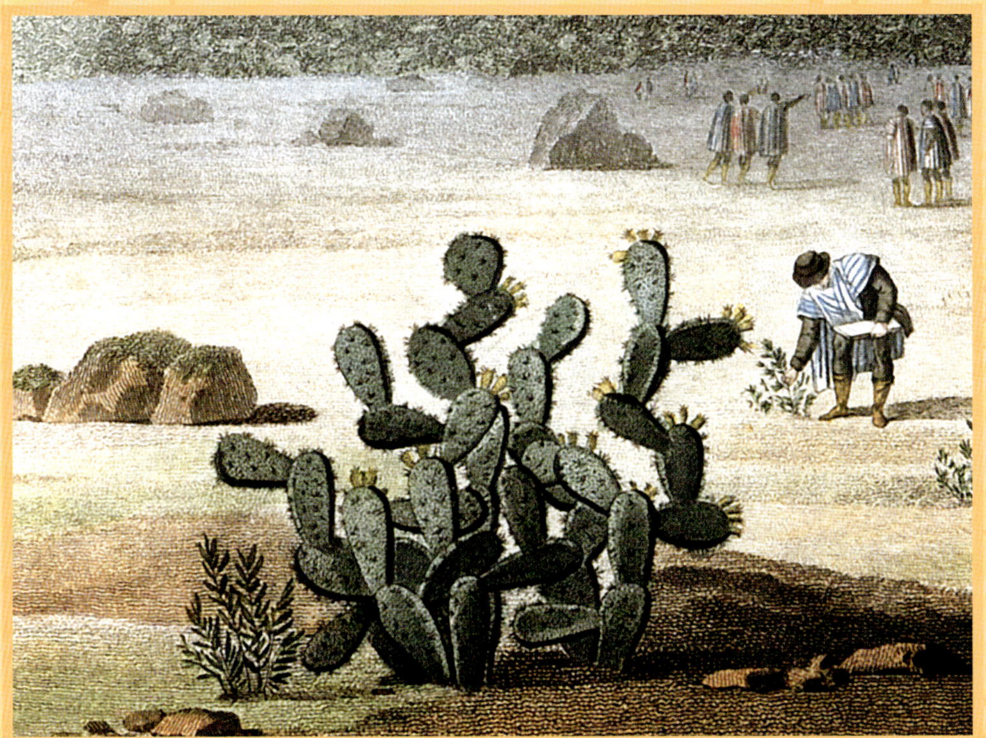

Die Pflanze, die man im Deutschen als Feigenkaktus bezeichnet, trägt im Lateinischen den Gattungsnamen Opuntia.

Diese Bezeichnung stammt aus dem Jahre 1700 und wurde der Pflanze von dem französischen Botaniker und Arzt Joseph Pitton Tournefort gegeben, der den Nopal aufgrund »seiner Ähnlichkeit mit einer stacheligen Pflanze« als Opuntie bezeichnete, »die in der griechischen Ortschaft Opus wuchs«.

Der taxonomischen Klassifizierung nach gehört die Opuntie zu den Cactaceaes. Für die pharmakologische Verwendung sind die beiden Unterklassen die Opuntia Ficus Indica und die Opuntia Streptacantha Lemaire von Bedeutung.

Im Spanischen wird der Blattkaktus als Nopal oder auch als Nopal carón bezeichnet. Durchaus gebräuchlich sind auch die Namen Nopalito in Mexiko, Tuna, das sonst als Bezeichnung für die Frucht gilt, in Argentinien und Chile sowie Nopalnocheztli. Letzteres ist ein Terminus, der noch aus präkolumbianischer Zeit stammt.

In der wissenschaftlichen Literatur findet man auf Grund der unterschiedlichen Kaktusfrüchte sieben verschiedene Gattungen. Ihre Unterscheidung geht auf den Spanier Francisco Hernández zurück, der in seiner Historia Natural de Nueva Espana im 16. Jahrhundert folgende Arten unterschied: Iztanochtli (weiße Kaktusfeige), Cozonochtli (gelb), Tlatonochtli (Riesenfeige), Tapatnochtli (scharlachrot), Tzaponochtli (mit Früchten ähnlich des Sapotillenbaums), Zacanochtli (Kaktusfeige mit Früchten von der Größe einer Nuss) und Xoconochtli (bittere oder saure Kaktusfeige).

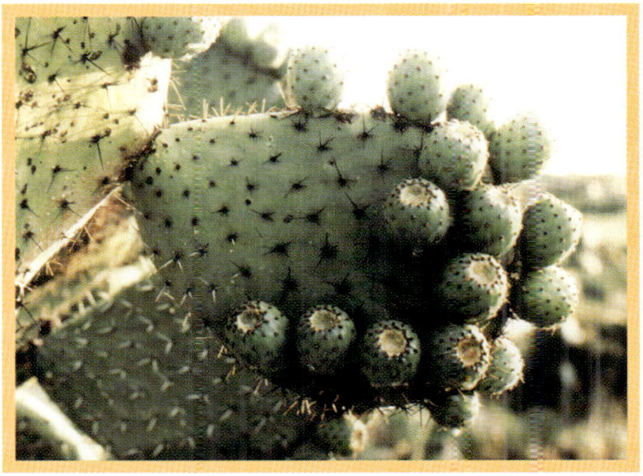

Gewöhnlich und doch auch magisch

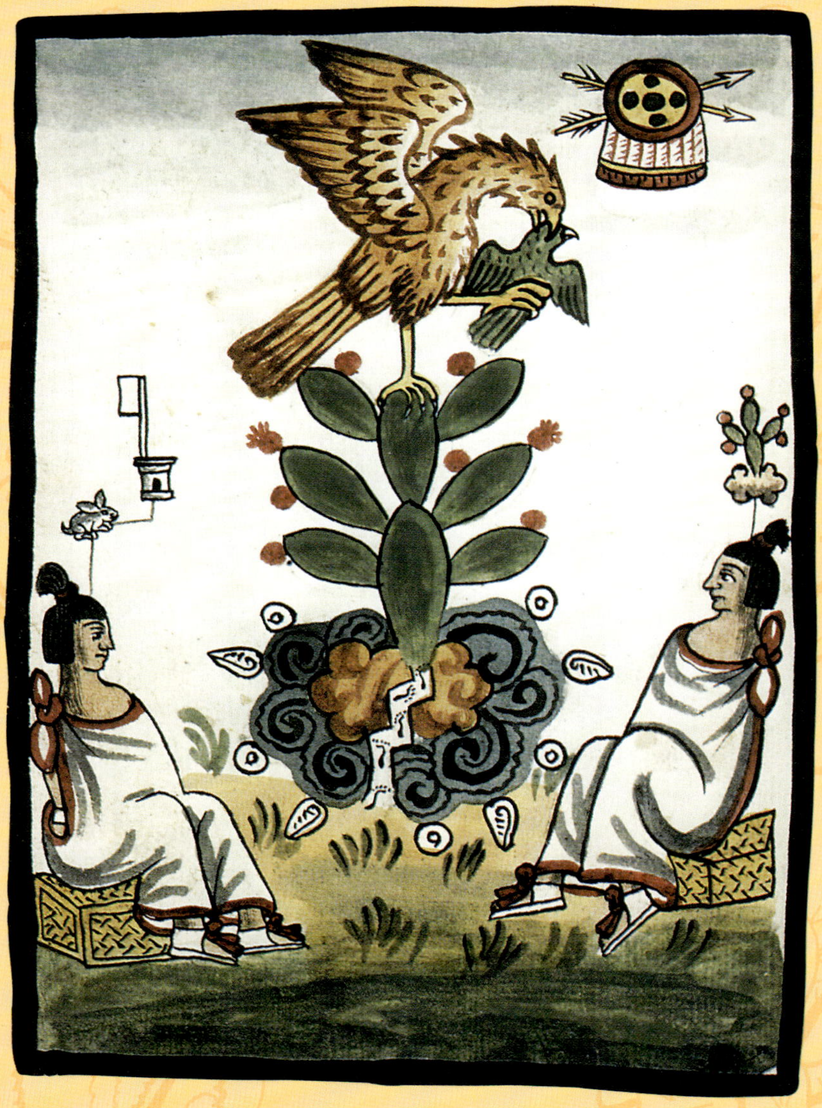

Als der österreichische Erzherzog Maximilian 1863 nach Mexiko reiste, um sich dort zum Kaiser ausrufen zu lassen, folgten ihm zahlreiche Diplomaten Wissenschaftler, aber auch Kaufleute. Unter ihnen war auch ein Mann, dessen Name bis heute unbekannt geblieben ist. Der Grund: Er, der Mexiko und dessen fröhliche Menschen so sehr lieben gelernt hatte, war wesentlich am Untergang eines ganzen Wirtschaftszweiges beteiligt. Und dafür schämte er sich so sehr, dass er stets bemüht war, seinen Namen durch Verheimlichung vor Beschmutzung zu bewahren. Und das kam so:

Der unbekannte junge Mann schickte seinem daheim gebliebenen Freund Carl Liebermann, einem Berliner Chemiker, eine kleine Schachtel, in der sich die berühmten Cochenilleläuse befanden. Liebermann sollte sie analysieren. Diese Läuse, die auf bestimmten Kakteen Mexikos gediehen, waren sehr begehrt, weil sich aus ihrem Blut Stoffe tief rot färben ließen. Stammesfürsten und Kriegshelden wurden mit Töpfen voll von diesem Farbstoff belohnt, kirchliche Gewänder und auch sakrale Gegenstände sowie wertvolle Bücher wurden damit eingefärbt. Die alleredelste Sorte, jene von den ungeschwängerten Lausweibchen, durfte aber keine anderen Mäntel färben als jene des Herrschers und des Henkers. Wie wertvoll der Farbstoff war, zeigt eine spanische Verwaltungsverordnung aus 1620, in der es heißt: »Eine der wertvollsten Früchte, die bei uns in Westindien gezüchtet werden, ist die grana Cochenille. Sie kommt Silber und Gold gleich.« Und rund 150 Jahre später wird der französische Schriftsteller und Philosoph Voltaire behaupten: »Allein wegen des Kakaos und der grana Cochenille hat sich die Entdeckung Mexikos gelohnt.«

Die Cochenillelaus, die eigentlich einen krankhaften Befall des Nopals darstellt, war also höchst wertvoll gewesen. Ihr Ende sollte kommen, als es Liebermann gelang, den Farbstoff zu analysieren und ihn unter der Bezeichnung Alizarin synthetisch zu erzeugen. Damit war für das Ursprungsland der bedeutendste Ausfuhrartikel plötzlich wertlos geworden. Während in Deutschland nun mit dem neuen Produkt Umsätze in Millionenhöhe erzielt wurden, verfielen in Mexiko die Nopalerias.

Die Cochenille-Flotte, die den Transport nach Europa besorgt hatte, wurde abgewrackt und angesehene Exporthäuser, die sich zur Gänze auf diesen Wirtschaftszweig verlegt hatten, schlitterten in den Bankrott. Dabei hatte die Ausfuhr des Farbstoffes dem Land noch 1802 rund 3,500.000 Pesetos eingebracht.

Lange Zeit ruhte der Handel von Kaktus-Produkten zwischen Mexiko und der alten Welt – seit geraumer Zeit blüht er aber wieder auf. Auch wenn es diesmal nicht die Blutläuse sind, die das Interesse erwecken, sondern der Feigenkaktus Nopal mit seinen Unterarten, der Opuntia Ficus Indica und der Opuntia Streptacantha Lemaire. Diese erfreuen sich zunehmender Beliebtheit, wirken sie doch entschlackend, entgiftend und entzündungshemmend. Vor allem werden sie aber wegen ihrer Blutzucker senkenden Wirkung geschätzt.

Untersuchungen belegen, dass bei Diabetespatienten, denen kein Insulin verabreicht werden muss, durch die Einnahme von Nopal-Produkten eine deutliche Verringerung der Glukosekonzentration im Blut erreicht werden kann. Bei gesunden Menschen, aber auch bei fettleibigen und bei Diabetespatienten bewirkt die Einnahme von Nopal-Produkten während eines Zeitraums von zehn Tagen eine Reduktion des Körpergewichts, das Absinken des Cholesterins, einen Rückgang des Triglyceridanteils und eine Verringerung des Bluthochdrucks. Zugleich wirken Nopal-Produkte entzündungshemmend und regen die Verdauung an.

Der Nopal oder auch Nopalnocheztli, wie er in der Zeit vor Kolumbus von den Indianern genannt wurde, zählt in der traditionellen Kräuterheilkunde Mexikos zu den wichtigsten Kakteenarten, die in der ganzheitlichen Medizin verwendet werden. Zugleich wird der Nopal auch heute noch als so genanntes »gesundes Nahrungsmittel« in der mittelamerikanischen Küche geschätzt.

Es ist ein menschlicher Zug, dass hoch verehrten Medikamenten auch Wunder zugeschrieben werden. Oft geschieht dies in Erzählungen von Spontanheilungen oder, wie im Falle des Nopals, in einem Bericht über eine historische Begebenheit: Im April 1519 landete der Spanier Hernán Cortes mit seiner Flotte am Rio Tabasco, von wo er ins Landesinnere aufbrach und noch im selben Jahr Tenochtitlan, die Hauptstadt des Aztekenreiches, erreichte. Dort nahm er am 14. November den Herrscher Moctezuna II. Xocoyotzin gefangen und nötigte diesen zur Annahme der spanischen Oberhoheit.

Im Zuge dieser Eroberung kam Cortes auch durch den Ort Cholula, dessen Bewohner er massakrieren ließ.

Sechstausend Tote in drei Stunden, das war ein Gemetzel, wie es die Neue Welt bis zu diesem Zeitpunkt noch nie hatte erleiden müssen.

Die Hitze und die Anstrengung des Tötens hatten die spanischen Conquistadores aber hungrig und auch durstig gemacht. Gierig schlürften sie deswegen die rötlichen Früchte des Nopals von Cholula.

Der Tross zog weiter in Richtung Hauptstadt, als nach geraumer Zeit

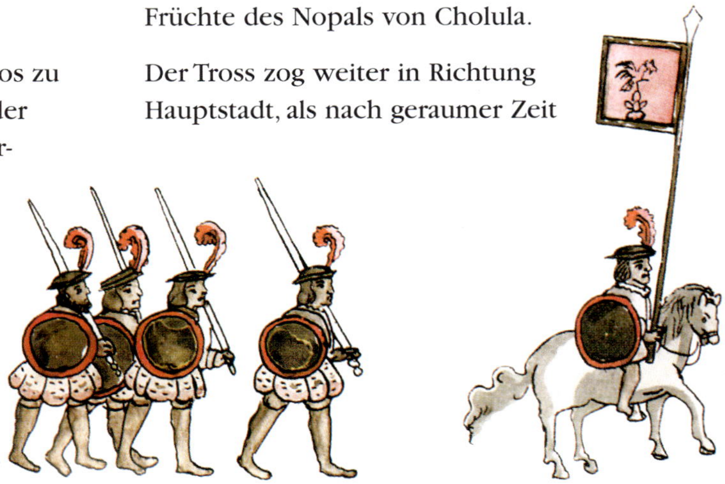

befohlen wurde: »Absitzen, austreten!« Wie erschrocken waren die Soldaten, als ihr Urin tief rot gefärbt war. Die Spanier hatten keinen Zweifel: Dies war das Blut aus ihren Venen. Gott hatte diese als Strafe für das zuvor begangene Massaker platzen lassen. Zu Tode geängstigt, knieten sie nieder, flehten den heiligen Jakob von Compostella an, schworen und leisteten Gelübde und weigerten sich gar, weiterhin Dienst zu tun.

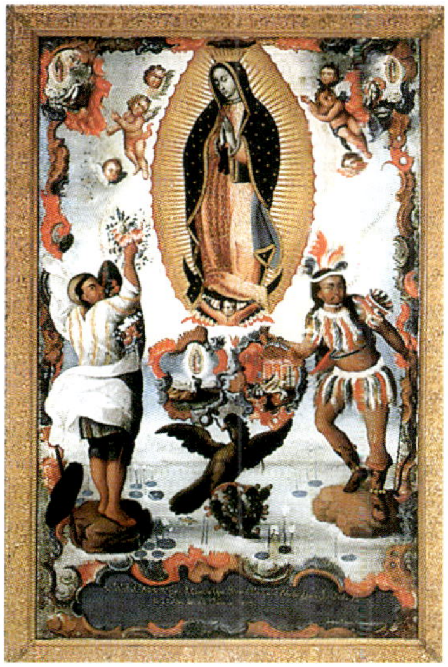

Die Lösung für den rot gefärbten Urin sollte sich bald einstellen. Und zwar beobachteten die Soldaten Indianer, die ebenfalls in der Nähe rasteten und von denen etliche auch Wasser lassen mussten.

Wie sehr waren die Spanier erstaunt und zugleich auch beruhigt, als auch der Urin der Indios rot gefärbt war.

Die eben noch reuigen Spanier begriffen, dass nicht Gott sie gestraft hatte, sondern die Tunas, die Früchte des Nopals, für ihren Schreck verantwortlich waren. Erlöst von allen Skrupeln, setzen sie ihre grausamen Kriegstaten fort.

Aber auch dieser offensichtliche Misserfolg konnte der geradezu heiligen Verehrung des Nopals keinen Abbruch tun. Zu sehr ist dieser Kaktus mit der Geschichte Mexikos verbunden.

Vor Tausenden von Jahren, so will es die Legende, hat der aztekische Stammesgott Huitzilopochtli seinem nomadisierenden Stamm weisgesagt, dass er sich an jenem Ort niederlassen werde, an dem ein Adler auf einem Nopal sitzend eine Schlange verspeise. Und zwar, so besagt es die Erzählung, soll der Nopal aus einer »Teonochtli«, aus einer göttlichen Frucht, erwachsen sein, die wiederum aus dem Herzen des Gottes Cópil hervorgegangen war.

Und weil dieser Nopal göttlichen Ursprungs war, war er auch »so groß und schön, dass ein Adler sein Nest und Heim in ihm baute«. »Jeden Tag hütete er den Nopal und verzehrte darauf sitzend die schönsten und besten Vögel, die er finden konnte. Auf ihm thronend breitete er seine großen und riesigen Flügel aus , sodass er die Wärme der Sonne Mexikos und die Frische des Morgens aufnehmen konnte.«

Die Azteken fanden diesen Ort auf einer Insel in jenem See, der einst das Tal von Mexiko füllte. Sie gründeten dort die Stadt Tenochtitlan, »Nopal auf Stein«. Der wahre Grund, warum die Azteken gerade diese Insel wählten, war freilich praktischer Natur: Die Insel war der einzige Ort, der nicht oder kaum besiedelt war, außerdem besaß sie, was mitten in einem salzhaltigen See äußerst wichtig war, eine Süßwasserquelle und ließ sich im Falle eines Angriffs gut verteidigen.

An die Gründung von Tenochtitlan erinnert heute noch das Staatswappen Mexikos, das die Schlange, den Adler und einen Nopal zeigt. Damit wurde der Kaktus zu einem Symbol Mexikos, das häufig wiederkehrt und das auch belegt, dass sich in Mexiko trotz der intensiven kulturellen spanischen Präsenz doch auch die alten indianischen Symbole erhalten konnten. In manchen Fällen eignete sich überraschenderweise sogar die christliche Welt indianische Symbole an. Etwa in einem im Jahre 1535 von Franziskanern gegründeten Kloster in Mexiko, in welchem sich eine Darstellung findet, die einen Adler zeigt, der zwar nicht auf einem Nopal, wohl aber auf einer Weltkugel thront. Diese wiederum ist von Häusern bestanden und soll zugleich das alte Tenochtitlan und das »Neue Jerusalem« symbolisieren.

Zudem haben die Mönche mit der Kugelform dem Nopal ein weiteres Mal ihre Reverenz erwiesen, denn wie eine Kugel, die den Kosmos versinnbildlicht, ist auch der Nopal in seiner Form rund, wie der Franziskanerpater Rafael Landivar schreibt: »Die Blätter sehen ihrer Form nach wie ein Ei aus.«

Die Verbindung von indianischer Symbolik und christlicher Heiligenverehrung findet sich auch in zahlreichen Abbildungen der von den Indios hoch verehrten Jungfrau von Guadalupe, die gerne mit Nopal-Blättern bekränzt wird. Die beiden Gründungssymbole des Landes tragen so geradezu eine ungeheure patriotische Symbolkraft in sich. Dabei wird die Kaktusfrucht geradezu überhöht, denn in vielen Bildern leuchten ihre kleinen Stacheln wie Smaragde und ihr Stamm und der daraus hervorquellende Saft glänzen wie Gold. Bei so viel Ehrerbietung, die man dem Nopal entgegenbringt, war es dann auch nicht weiter verwunderlich, dass beim Besuch von Papst Johannes Paul II. ein Mexikaner – gleichsam als Frohbotschaft – als Riesennopal verkleidet durch die Straßen der Stadt lief.

Cortes hat den Nopal, »nur um der Wissenschaft willen«, wie er betonte, in seine Heimat verschifft. Aber welch ein Wunder: Während man in Spanien die ebenfalls erstmals importierten Körner von Mais

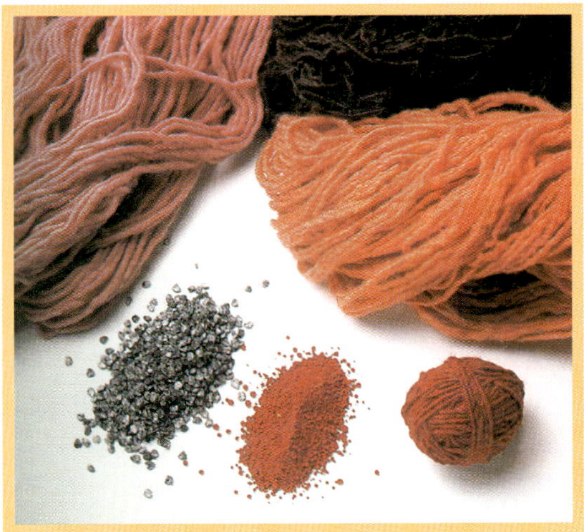

und Kakao, die Tomaten und die Vanille und auch Stücke edelster Jade als wertlos abgetan hatte, erfasste man sogleich den potenziellen Wert des Kaktus beziehungsweise seiner auf ihm kriechenden Cochenilleläuse für die Wollwebereien von Barcelona und die Seidenwebereien von Valencia.

Aber so ganz verstand man sich auch auf den Kaktus nicht: Rasch pflanzte man den vermeintlichen Samen, nämlich die Läuse, in den Boden und wunderte sich, dass daraus keine Pflanze erwuchs. Enttäuscht, aber nicht entmutigt, holte man bei weiteren Expeditionen Sprösslinge aus den neu eroberten Gebieten jenseits des Atlantiks. Aber anders als die Azteken, die den Nopal als gesundes Nahrungsmittel schätzten wollten ihn die Europäer aber nicht verspeisen, sondern nur als »Unterlage« für die Läuse nutzen. Auf jeden Fall war den Spaniern der Nopal so wertvoll geworden, dass sie zweieinhalb Jahrhunderte ihr Monopol eifersüchtig überwachten und jedes Schiff, das von der Küste Mexikos auslief, kontrollierten. Bereits der Versuch, die Läuse woandershin als nach Spanien zu exportieren, war mit der Todesstrafe bedroht. Der Franzose Thierry de Menonville wagte es dennoch. In der Region von Oaxaca grub er nächtens die besten Zuchtpflanzen aus und verschaffte sich so die begehrten Läuse. Er brachte sie auf die Karibikinsel Santo Domingo, wo sie sich rasch vermehrten, so dass er bald ein Fass Cochenille nach Paris senden konnte.

Es war der Höhepunkt in Menonvilles Leben, als er erfuhr, dass ausgerechnet mit seinem Farbstoff die Trikolore gefärbt worden war – jene Fahne der französischen Republik, die 1793 dem Nationalkonvent übergeben worden war.

Zu Beginn des 19. Jahrhunderts pflanzte der britische Kapitän die ersten Nopalpflanzen auf der damals geschichtslosen Insel Sankt Helena. Bald fanden sie im gesamten Mittelmeerraum Verbreitung.

So auch auf Lanzarote, wo heute noch der organische Farbstoff hergestellt wird, der als »Carminrot«, »Carminnaccarat«, »Carmin Nr. 4« oder als »Carminic Lake« bezeichnet wird. Ausgangsprodukt dafür ist die Carminsäure, die wiederum aus dem weiblichen Dactylopius Coccus Cacti (Cochenille) gewonnen wird. Dabei haben die weiblichen Tiere, im Gegensatz zu den männlichen, keine Flügel und somit im ausgewachsenen Zustand keine Möglichkeit sich fortzubewegen. Sie schützen sich mit einer Schicht aus weißem Wachs. Zur Laichzeit wird ein Teil der weiblichen Cochenille mit einer Art langstieligem Löffel abgenommen und in poröse Beutel aus Leinen gelegt, damit die Eier sich durch die winzigen Löcher wieder auf den Blättern einnisten. Der Rest wird an der Sonne getrocknet und später gemahlen. Erst dann kann aus dem Rohstoff der Farbstoff gewonnen werden.

Wie in den indianischen Kulturen, die mit dem Farbstoff bereits »Tortillas« einfärbten, wird dieser auch heute noch verwendet: So

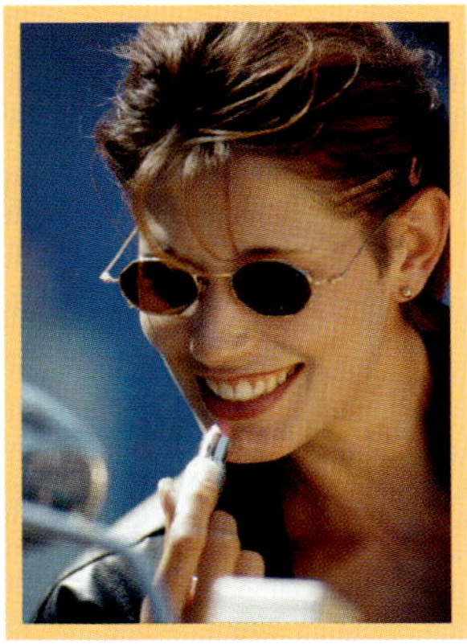

wird er Lippenstiften und Tomatensoßen ebenso beigesetzt wie »Mezcal«, einem schnapsartigen Getränk, das wegen seiner Farbe auch als das »Blut der Götter« bezeichnet wird. Angeblich färbt das Blut auch jenes italienische Nationalgetränk, das auch hierzulande gerne als Aperitif genossen wird. Sicher ist jedoch, dass sich Stardesigner des internationalen Modemarkts wieder für die Cochenillelaus interessieren. Damit können sich die Träger solch exquisit gefärbter Stoffe auserwählt fühlen, wie es einst nur wenige Könige waren. Oder eben deren Henker.

Die Arbeit am Nopal ist auch heute noch sehr aufwändig. Häufig sind es indianische Wanderarbeiter, die frühmorgens durch die Plantagen ziehen und mit der Ernte beginnen, wenn die Blätter noch taufeucht sind. Die Arbeit ist gefährlich, denn die Kakteen stehen eng beieinander.

Bis zu 4.000 Pflanzen können auf einem einzigen Hektar ausgepflanzt sein. Sind die Blätter erst einmal geschnitten, werden sie

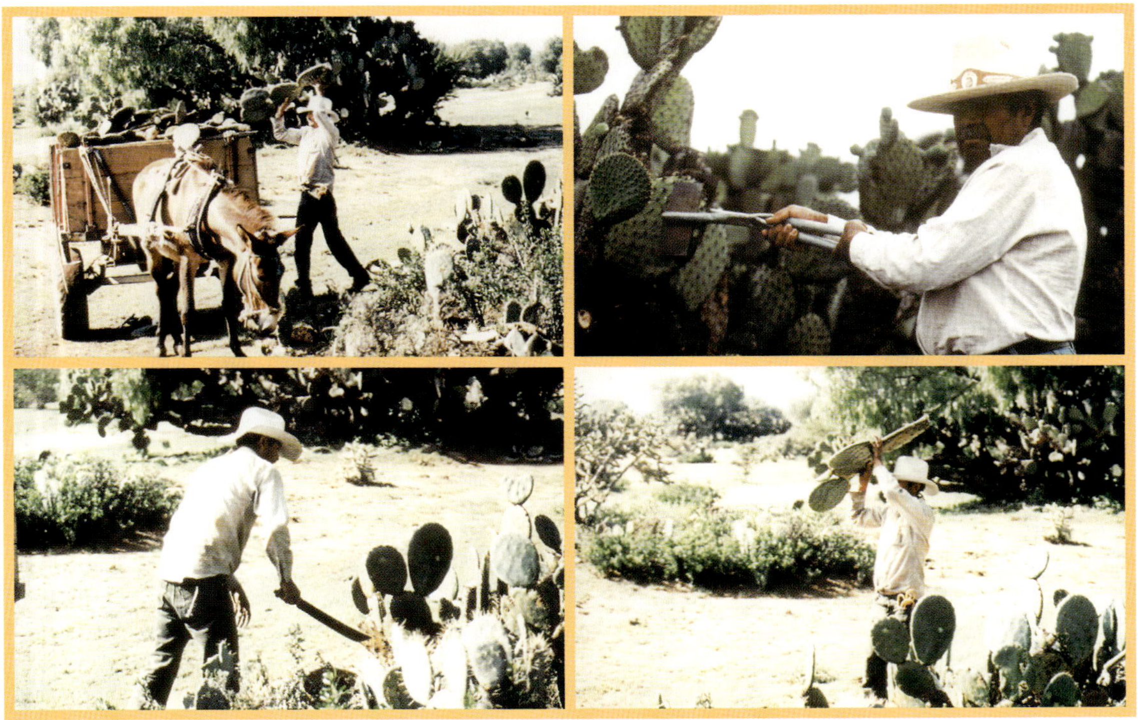

in kaltem Wasser gewaschen. Nachher entfernt man mit einem glatten, dünnen Messer vorsichtig die Dornen. Und zwar geschieht dies in waagrechten Schnitten in der Richtung des Wachstums, wobei man am flachen Teil des Blattes beginnt und schließlich am Rand endet. Dann wird der Nopal zerkleinert, indem man mehrere Stücke auf einem Brett übereinanderlegt und sie in Streifen schneidet. Zu besonderen Anlässen kann es auch vorkommen, dass man die Blätter – wie bei uns Keksfiguren – aussticht.

Von Mexiko aus wird der Feigenkaktus nach Europa und auch nach Japan exportiert, wo die Nachfrage erheblich steigt. Und tonnenweise wird die Opuntie, wie die Kakteen mit dem lateinischen Ordnungsbegriff auch benannt werden, nach Los Angeles gebracht, wohin sie mexikanischen Wanderarbeitern nachgeführt wird. Ursprünglich nur von diesen genossen, bereichert der Nopal mittlerweile auch die westliche Küche in Form von Salaten oder auch als Beilage. Und damit entdeckt der Westen langsam, weswegen diese Pflanze in der vorkolumbianischen Zeit den Indios so heilig gewesen ist. Auch wenn diese in einem analytisch-chemischen Sinn nicht um die einzelnen Wirkstoffe gewusst haben, so war ihnen doch bekannt, bei welchen Leiden der Feigenkaktus lindernd hilft. Nopal war ihnen ein »Allesheiler«, womit er über jenen Naturheilpflanzen stand, die nur im Fall einer einzigen Krankheit ihre Heilwirkung entfalten.

Der Nopal, der als Frucht so gar keine Besonderheit aufweist, weil er an vielen Stellen, selbst auf sehr trockenen Böden ohne besondere Pflege gedeiht, hat für die Mexikaner doch etwas höchst Magisches an sich. Ist er doch zugleich Nahrung, nationales und religiöses Symbol, Wassersegen in der Trockenzeit und symbolisiert er mit seiner roten Frucht doch auch die Farbe des Herzens, des Blutes und des Feuers.

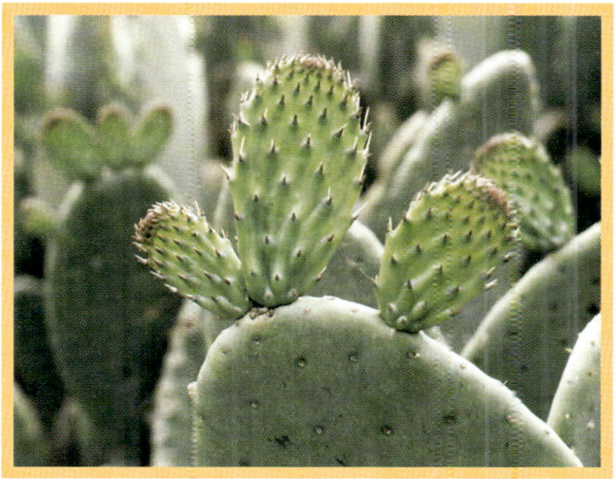

Stimmen des Unverständnisses und der Bewunderung

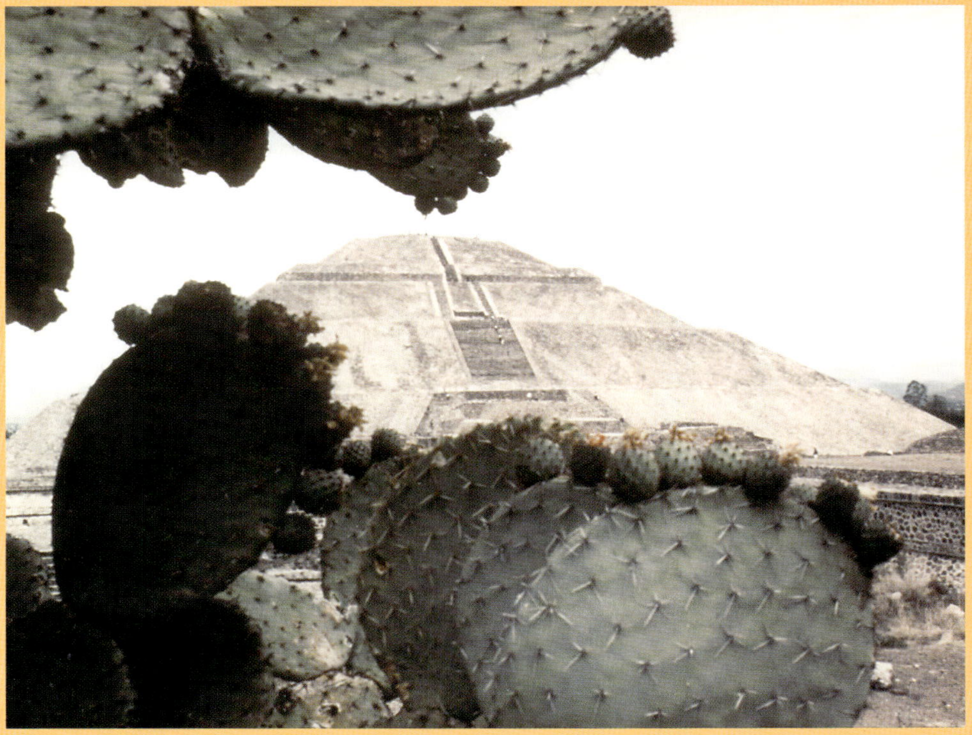

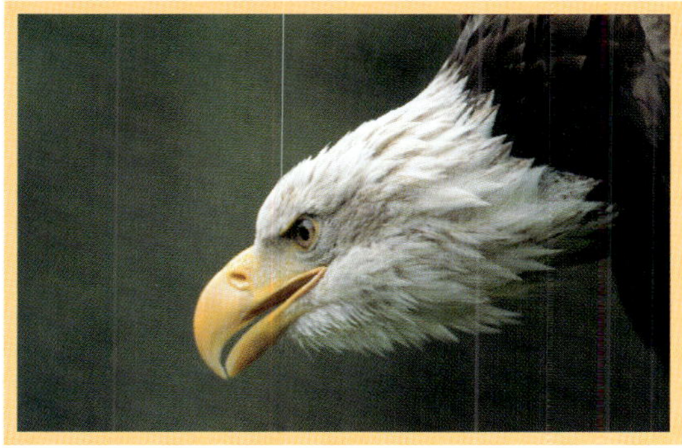

Komm und siehe ein wildes Nopal: und
dort wirst du ruhig einen aufsteigenden
Adler sehen.
Dort isst er, dort pflegt er seine Feder.
Und damit wird dein Herz zufrieden sein.
Dort ist das Herz des Cópil, das du
ausreißen wolltest.
Dort, wo das Wasser sich wieder und
wieder dreht!
Aber dort, wo es gefallen wäre, hättest du
zwischen den Klippen,
In dieser Höhle zwischen Schilf und Binsen
gesehen,
Dass der wilde Nopal dem Herzen des
Cópil entsprungen ist.
Und dort werden wir sein:
Dort werden wir warten und alle Menschen
treffen.

Aus der Nahuatl-Dichtung »Die Gründung von Mexiko«, 1325

Es existieren einige Bäume in diesem Land, die »Nopalli« genannt werden, was Nopalbaum oder Baum, der Tunas trägt, bedeutet. Dieser Baum ist ungeheuerlich: der Stamm besteht aus Blättern und die Zweige bilden sich aus denselben Blättern. Die Blätter sind breit und fleischig, sie sind äußerst saftig und schleimig und sie weisen Dornen auf. Die Frucht, die an diesen Bäumen wächst, heißt Tuna und schmeckt gut und ist eine geschätzte Frucht; die guten unter ihnen sind wie Granatäpfel. Die Blätter dieses Baumes werden roh und gekocht gegessen. In einigen dieser Bäume gedeihen Tunas, die innen gelb sind, andere sind innen rot oder rosafarben und diese schmecken besonders gut. Andere dieser Bäume weisen auf ihren Blättern rote Adern auf und die Tunas dieser Blätter sind innen und außen dunkelviolett, sie sind groß und besitzen eine dicke Schale.

Bernardino de Sahagún, 16. Jahrhundert

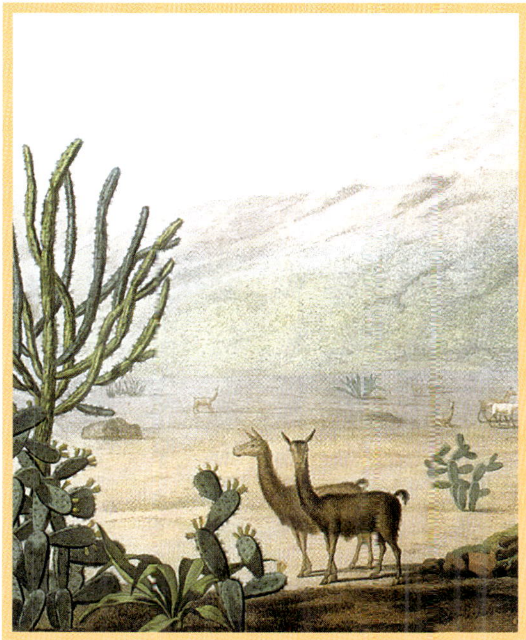

Es ist einer der merkwürdigst aussehenden Bäume, denn es wächst ein Blatt und aus diesem Blatt ein weiteres und so weiter bis zur Spitze. Und da auch Blätter von oben und von der Seite heraussprießen, werden die unteren immer dicker und verlieren dabei fast die Form eines Blattes. Sie bilden einen Stamm und Zweige, das Ganze ist stachelig, borstig und hässlich und aus diesem Grund werden sie in einigen Teilen Kratzdisteln genannt. Es gibt wild wachsende Kratzdisteln oder Nopalbäume, die entweder keine Früchte oder nur sehr borstige und ungenießbare Früchte geben. Die zahmen Nopales geben in Lateinamerika sehr begehrte Früchte, die Tuna genannt werden. Diese sind größer als Pflaumen und wenn sie schön prall sind, brechen ihre Schalen auf. Der Nopal ist ein berühmter Baum Neuspaniens, wenn man einen Haufen fleischiger Blätter übereinander überhaupt so nennen kann.

Joseph de Acosta, 16. Jahrhundert

Alle Gänge eines Mittagessens können aus Kaktus bereitet werden. Sogar das Fleisch wird von einer saftigen Scheibe der Opuntie täuschend vertreten, einer gleichen, wie man sie als Salat anrichtet. Dieses Menü aus Kaktus wird auf einem Herd gekocht, der mit Kaktus geheizt wird. Kaktusfrüchte wie Pitaya und Tuna sind das billigste Obst in Mexiko; man kann es auf allen Wegen pflücken. An Stränden, auf der Straße und in Konfitürengeschäften kauft man es kandiert, als Gefrorenes, als Kompott, als Fruchtsaft, als Dulce de Bisnaga.

Egon Erwin Kisch

Es gibt keine Heilpflanze, die das Insulin ersetzen kann, das Patienten zur medizinischen Kontrolle ihrer Krankheit brauchen. Für diejenigen Patienten, die gegen Insulin resistent sind, haben wir mit dem Nopal einen mächtigen Helfer entdeckt.

Xavier Loyoza, Arzt in Mexico City

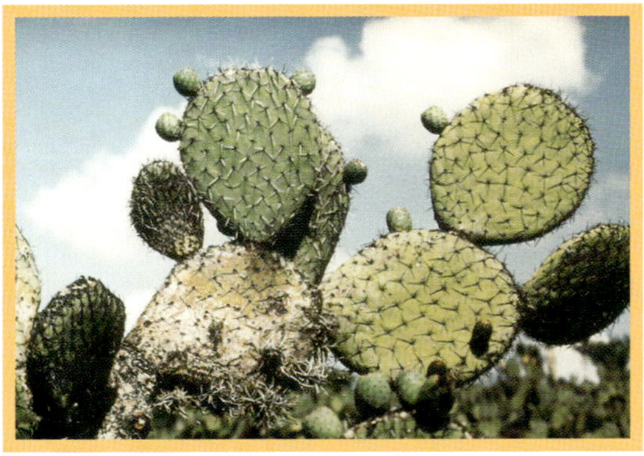

Der Nopal – wie er entstanden ist, weiß man nicht. Seine glatten Hände, sein ovales und flaches Gesicht streckt er hinaus, aus ihm sprießt ein weiteres hervor und aus diesem wiederum ein weiteres .....

Alle sind sie von scharfen Dornen beschützt, die auf ihren fleischigen Blättern geometrisch angeordnet sind. Niemand gießt, niemand pflegt ihn. Er nimmt sich die lebenswichtigsten Säfte aus der Erde, aus dem ihm als Thron dienenden Stein. Und eines Tages sprießen aus diesen breiten und glatten Händen kleine rote Finger hervor: die Tunas, rot wie das menschliche Herz; beschützt, umhüllt von der Schale, die im Kleinen – wie ein zarter Reim – die feindselige Geometrie der Dornen ihrer Wiege wiederholt.

Salvator Novos

Der Kaktus ist nicht das Letzte gewesen, dem ich meine Aufmerksamkeit geschenkt habe. Es könnte nur Unverstand, Oberflächlichkeit oder Kurzsichtigkeit diese Pflanzengattung ungestaltig nennen, da doch nichts regelmäßiger und mannigfaltiger und dabei reizender sei, als eben sie.

Adalbert Stifter

Dem neuen Kontinent ist eigentümlich die Kaktusform, bald kugelförmig, bald gegliedert, bald in hohen vieleckigen Säulen wie Orgelpfeifen aufrecht stehend. Diese Gruppen bilden den höchsten Kontrast mit der Gestalt der Liliengewächse und der Bananenbäume.

Johann Wolfgang von Goethe

Mit dem Vorderfuß schlägt das Maultier die Stacheln des Kaktus seitwärts und wagt es dann erst, den kühlen Distelsaft zu trinken. Aber das Schöpfen aus dieser Quelle ist nicht immer gefahrlos, oft sieht man Tiere, welche von Kaktusstacheln am Hufe gelähmt sind.

Karl May

In Hamburg auf dem Stadtdeich kommt eines Morgens zu meinen Wirtsleuten, den alten Zieses, ein Bauernweib mit Gemüse. Sie erblickt auf dem Fenstersims eine Pflanze, eine Art Kaktus, setzt ihren Korb beiseite und kniet nieder. Dann sagt sie: »Das tu ich jedesmal, sobald ich diesen Baum sehe, denn ihm verdank ich's, dass ich wieder gehen und stehen kann, ich war gichtbrüchig wie Lazarus, da riet man mir, den Saft seiner Blätter auszupressen und zu trinken, und davon wurde ich wieder gesund.

Friedrich Hebbel

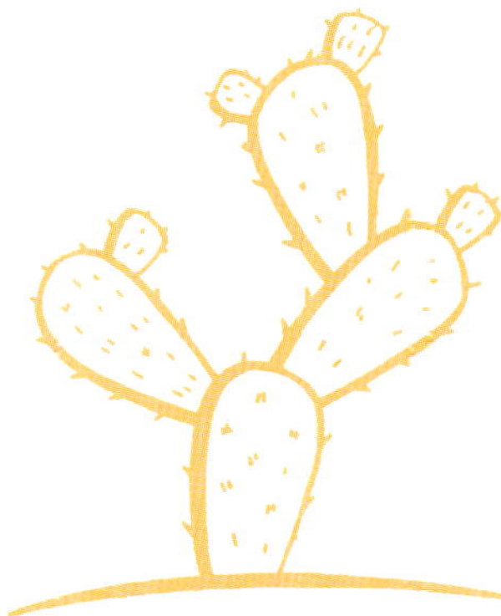

Wer ihn verehrt, den kräftigt er

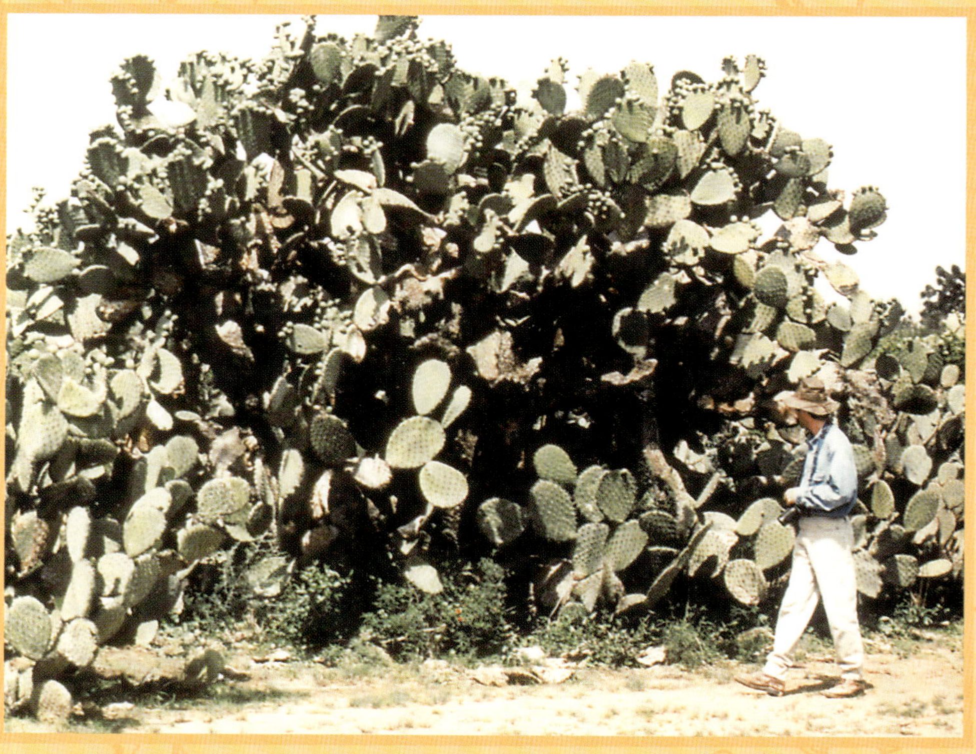

Der Nopal ist eine strauchartige Pflanze von üppigem Wuchs, bestehend aus fleischigen Blättern, die eine durchschnittliche Länge von dreißig Zentimetern, eine Breite von zwanzig und eine Stärke von bis zu fünf Zentimetern erreichen. Extreme Blätter von 65 Zentimeter Länge sind vor allem bei der Opuntia Streptacantha keine Seltenheit. Ausgewachsene Nopals können eine Höhe von bis zu sieben Metern erreichen.

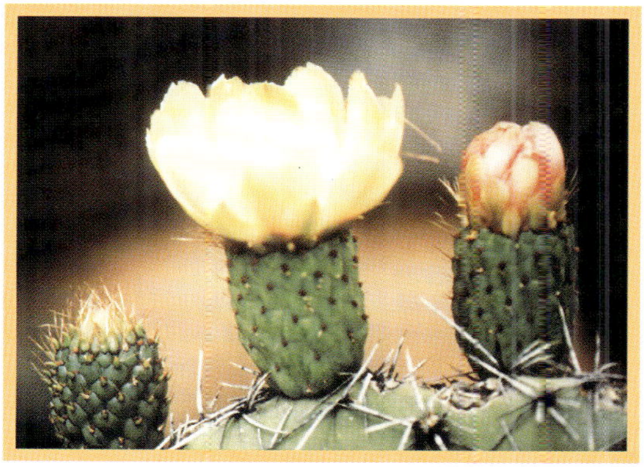

Die Dornen sind veränderte Blätter, verkleinert durch den Einfluss der trockenen Umgebung. Ihr Gewebe ist verkümmert, teilweise verkalkt, auch wenn die leitenden Gefäße für das an der Oberfläche kondensierende Wasser erhalten sind. Die Dornen sind gleichzeitig auch Schutzorgane, die vor der schädlichen Wirkung der wüstenhaften Umgebung – ob Sonneneinstrahlung, Dürre oder Wind – und der Zerstörung durch Tiere schützen.

Die Fortpflanzung erfolgt geschlechtlich über die Blätter, aber auch ungeschlechtlich durch das Brechen der Blätter. Das besondere Merkmal: Sowohl Blätter als auch Stielansätze sind von Stacheln bewachsen.

Besonders farbenfroh präsentiert sich der Feigenkaktus im Frühjahr, wenn er von gelben bis orangen Blüten übersät ist. Die Früchte, die später im Jahr geerntet werden, sind meist kugelförmig und dunkelrot und ebenfalls stachelig und zeichnen sich durch einen intensiven melonenartigen Geschmack aus.

Die Wurzeln reichen meist tief in den Boden, von dem sie die Feuchtigkeit beziehen. Aber auch Pflanzen, die auf felsigem Untergrund gedeihen, können als Flachwurzler gut überleben. Bevorzugte Standorte sind vulkanische Böden, aber auch Kalkgestein, mit einem pH-Wert zwischen 5,4 und 8,3. Die Niederschlagsmenge im natürlichen Lebensraum sollte im Jahresschnitt bei 400 Litern pro Quadratmeter liegen.

Besonders wichtig ist die intensive Sonnenbestrahlung des Nopals, die täglich bei mehr als 25.000 Lux im Jahresdurchschnitt liegt. Die Pflanze ist äußerst

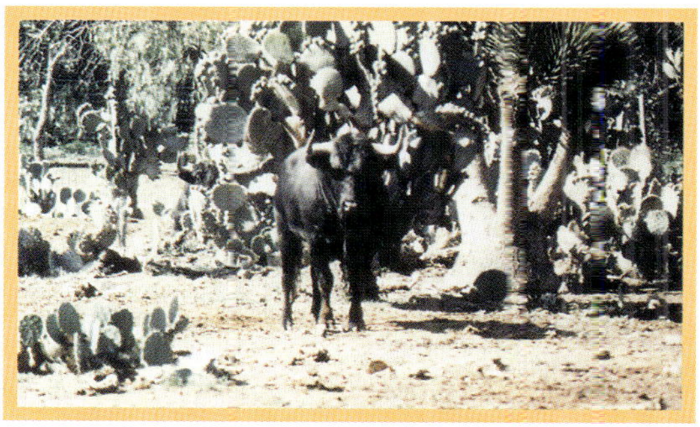

temperaturunempfindlich und erträgt Schwankungen zwischen minus zwei und fünfzig Grad Celsius plus.

Der Nopal findet sich von Kanada bis Argentinien, jedoch ist Mexiko das Land mit der größten Artenanzahl.

Von den 377 Arten, die die Gattung umfasst, sind in dem mittelamerikanischen Staat 110 vertreten, während man in den USA nur 31 und in Südamerika 51 kennt. Die Vielfalt dieser Pflanze ist übrigens mit den hochspeziellen anatomischen Anpassungsstrukturen zu erklären, die von den unterschiedlichsten Vegetationszonen ausgebildet werden.

Durch die starke internationale Nachfrage wird der Nopal-Anbau in eigenen Anlagen kultiviert. Solche Anbauflächen können bis zu sieben Jahren, in Einzelfällen bis zu zehn wirtschaftlich ertragreich sein.

Die Pflanze selbst wird bis zu fünfzig Jahren alt. Im Norden Mexikos wird die Pflanze vor allem kultiviert, um in Dürreperioden als Trockenfutter verwendet zu werden, im zentralen Hochland hingegen wird sie als Gemüse und als Heilpflanze genutzt.

Auch wenn der Nopal bereits auf Meeresniveau gedeiht, so werden für Heilzwecke bevorzugt jene genommen, die in einer Höhe zwischen 1.800 und 2.700 Metern wachsen. Diese halbariden Höhenlagen finden sich in den Bundesstaaten Hidalgo, Queretaro, San Luis Potosi, Aquascalientes sowie Zacatecas, Puebla und Oaxaca, die von großen Gebirgszügen, den Sierras, durchzogen werden. Die Sierra Madre Occidental bildet mit ihren 1.200 Kilometern Länge und einer Breite von 200 Kilometern die Abgrenzung zum Pazifik, die Sierra Madre Oriental (ebenfalls 1.200 Kilometer lang) jene zum Golf von Mexiko. Beide Gebirgszüge laufen in Nord-Süd-Richtung und umschließen das geographische Zentrum Mexikos, das zentrale Hochplateau, die Mesa Central. Diese ist vulkanischen Ursprungs, aus ihr ragen die höchsten Berge bzw. Vulkane Mexikos, wie der Pico de Orizaba (5.639 m) und der Popocatepetl (5.452 m) empor.

Eines der Zentren der Nopal-Kultivierung ist Milpa Alta, der zweitgrößte und zugleich am wenigsten dicht besiedelte der 16 Distrikte von Mexiko Stadt. Knapp 59.000 seiner 80.000 Einwohner haben direkt oder indirekt mit dem Nopal zu tun, der immerhin auf 6.000 Hektar angebaut wird und der eine Gesamternte von jährlich 250.000 Tonnen abwirft.

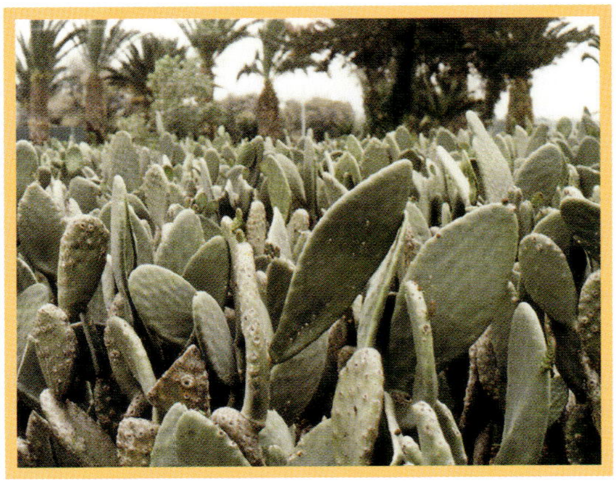

Es sind Wanderarbeiter, meist Bauern vom Volk der Mazahuas, die frühmorgens in die Felder gehen, um den Nopal zu ernten. Dabei gilt es vorsichtig zu sein, denn die stacheligen Pflanzen stehen nahe beieinander. Bis zu 40.000 Pflanzen haben auf einem einzigen Hektar Platz. Die abgeschnittenen Blätter werden zu riesigen kreisrunden Bündeln gepackt, indem man die einzelnen Blätter symmetrisch im Kreis auflegt. Diese Technik datiert, so die Bauern, noch aus aztekischer Zeit. Die fassförmigen Bündel werden dann in die Hauptstadt transportiert, wo sie im Sechserpack verkauft werden.

Angepflanzt werden die Nopal-Blätter ganz einfach. Eine Methode besteht darin, dass man ein Blatt flach auf den Boden legt, sodass die erdwärts weisenden Stacheln sich zu Wurzeln entwickeln, aus den himmelwärts zeigenden aber Blätter werden.

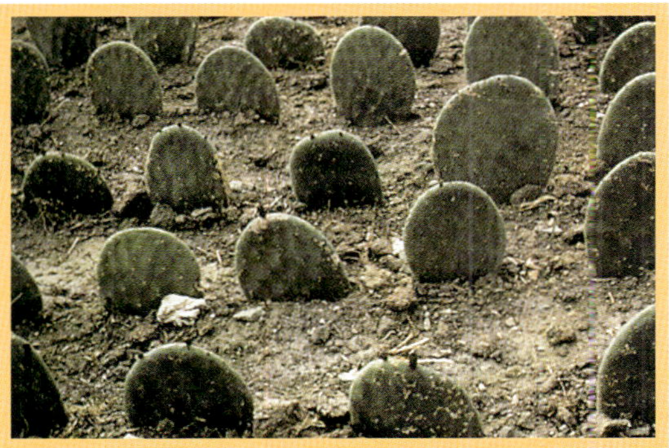

Die zweite Methode ist ähnlich simpel: Mit einer Harke höhlt man eine kleine Grube aus und setzt ein Blatt hinein und schaufelt die Erde wieder zu.

Den Azteken galt der Nopal als heilig. Und ein wenig scheint sich von dieser Verehrung noch in dem Brauch erhalten zu haben, den wir bei der Neuauspflanzung von Nopal-Schösslingen inmitten der hügelig-vulkanischen Landschaft von Milpa Alta beobachteten. Eine Frau steckte die Nopal-Blätter in die Erde, ein Mann ging hinterher und begoss jedes einzelne mit ein wenig Bier. Und dazwischen nahm er zur eigenen Kräftigung sozusagen, auch immer wieder selbst einen Schluck. Auf unser Nachfragen nach dem Sinn seines Tuns, antwortete uns der Bauer: »Es ist eine Art Ehrerbietung für die meinen Vorfahren schon heilige Pflanze. Ich gebe ihr mythische Kraft. Denn der Nopal ist die einzige Pflanze, die aus kargem Erdreich alle Energie ziehen kann und die es zudem schafft, Leute, die böse Gedanken haben, krank zu machen. Und nur jene, die sich mit gutem Sinn dem Nopal nähern, wird dieser auch kräftigen, schützen, heilen. Mit dem Bier zeige ich meinen Pflanzen eben, wie wohl gesonnen ich ihnen bin.«

Bis zum Zeitpunkt der Ernte der Pencas oder Tallos, wie die Blätter in Mexiko bezeichnet werden, vergehen zwei Jahre. Warum man nicht jüngere, noch frischere nimmt, fragen wir eine alte Indianerin auf dem Wochenmarkt von Sonora: »Es ist wie mit den Menschen auch«, antwortet sie uns. »Was fangen Sie schon mit einem Zwanzigjährigen an, der noch inmitten seiner Entwicklung steht?« Wenn man es sich aussuchen könne, dann nehme man eben schon ein »fertiges Produkt«, das gelte für die Männer wie auch für die Nopal-Blätter. Und diese seien eben erst im Alter von knapp zwei Jahren wirklich ausgereift.

Ein zweites Zentrum der Nopal-Pflanzungen findet sich im Norden Mexikos, wo sich Kakteenfelder kilometerweit hinziehen. Weil der Kaktus dort das Landschaftsbild beherrscht, hat man die gesamte Gegend nach ihm benannt. Sie heißt Gran Valle de Tuna, das große Tunatal. Überlebt hat der Nopal in dieser semiariden Region deswegen, weil selbst Bohnen, die mit wenig Niederschlag auskommen, dort nicht mehr gedeihen können und weil von den riesigen Rinderfarmen mit ihren 7.000 und mehr Hektar nichts anderes verkauft werden durfte als Rinder, deren Fleisch oder Zuchtstiere für die Stierkämpfe. Der Handel mit anderen landwirtschaftlichen Produkten und damit auch mit Kaktusblättern, war den Farmern lange Zeit strengstens untersagt. Die Bauern hatten also gar keinen Grund, die kargen Böden zu pflegen, weswegen sich beinahe unkrautartig der Nopal vermehrte. Dieser diente lediglich den Stieren und auch den Kühen als Nahrung. Bei Letzteren wird die Milch geschmacksintensiver, sodass die jungen Kälber trotz der kargen Nahrung prächtig gedeihen. Die Stiere, die für die Arena bestimmt sind, werden in den riesigen Nopal-Wäldern frei gehalten. Bis zu einem Alter von zwei Jahren sind es rund 100 Stück Vieh auf zwanzig Hektar, danach wird die Anzahl der Tiere auf etwa fünfzehn reduziert. Sie sind sich weit gehend selbst überlassen, nur in ganz extrem trockenen Zeiten gehen die Bauern mit ihren Landarbeitern in die Nopal-Wälder, um die ausgetrockneten Stacheln mit Gasflammenwerfern abzufackeln, damit sich die Tiere beim Fressen nicht verletzen.

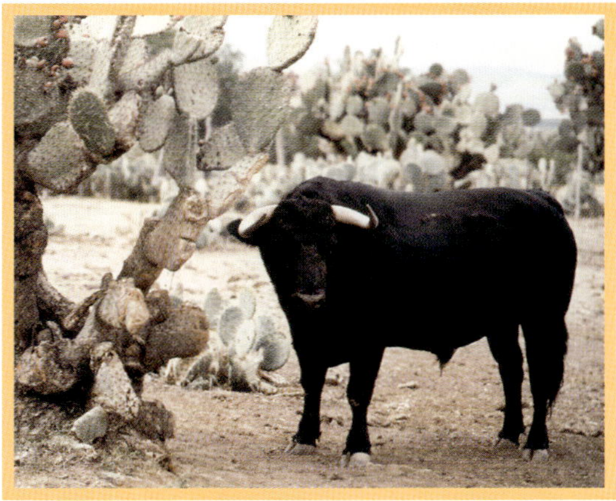

Das Naturwunder

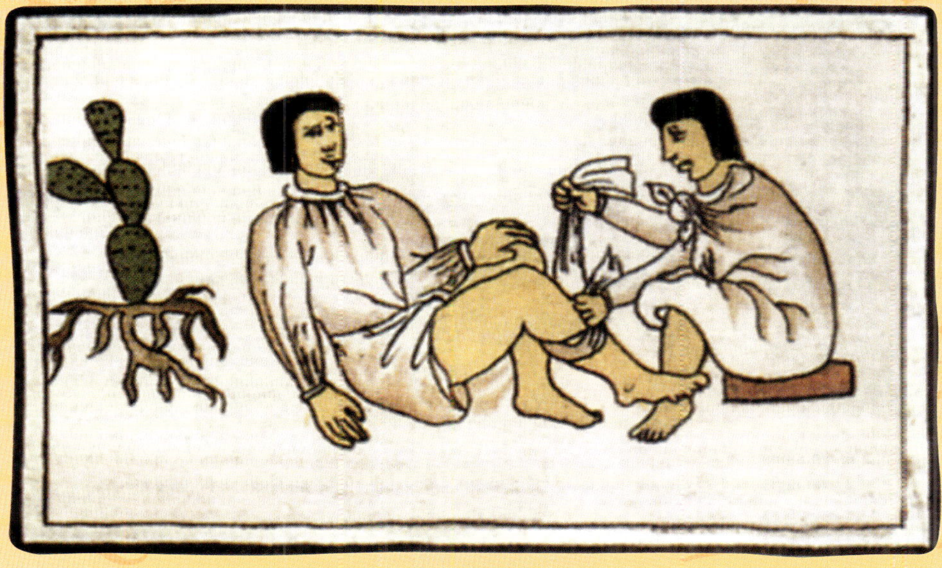

Das Mittelalter prägte bis in die Gegenwart unser Denken. Zumindest was die Heilkraft der Pflanzen anbelangt.

Noch immer scheint das Vorurteil, die Heilmittel aus der Natur hätten etwas mit Hexenkult zu tun, nicht ganz verschwunden zu sein. Zugleich machen sich bereits Botaniker und Biologen, Pharmazeuten und Mediziner im Auftrag internationaler Pharmakonzerne auf, um bei den Indianern Mittel- und Südamerikas, die Wirkkräfte einzelner Pflanzen zu erfragen. Als Grundlage für ihre Recherchen diente den Wissenschaftlern besonderes der »Códice de la Cruz-Badiano« aus dem Jahr 1522 und der »Códice Florentino« aus derselben Periode.

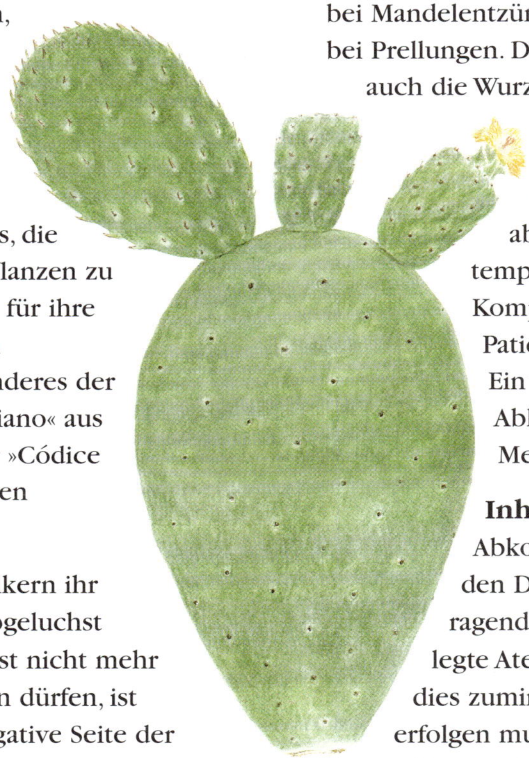

Dass den indigenen Völkern ihr uraltes Wissen oft so abgeluchst wird, dass diese es selbst nicht mehr zur Anwendung bringen dürfen, ist dabei allerdings die negative Seite der westlichen Rückbesinnung auf die Natur.

Vor allem nach Mexiko kommen viele US-Wissenschaftler, wurde es von Seiten der Weltgesundheitsorganisation WHO immerhin als das viertwichtigste Land hinsichtlich des Wissens um die Heilpflanzenkunde und die Anwendung dieser wertvollen biologischen Rohstoffe eingestuft. In konkreten Zahlen: In Mexiko sind etwa 4.000 Pflanzen mit medizinischen Wirkstoffen bekannt. Zu ihnen zählt der Nopal, der in der traditionellen Medizin folgendermaßen zur Anwendung kam und auch wieder kommt.

Kompressen: Warme Kompressen werden bei Mandelentzündungen verwendet, kalte bei Prellungen. Die fleischigen Blätter, aber auch die Wurzeln oder die Früchte des Feigenkaktus zehn Minuten abkochen. Den daraus entstandenen Sud abdecken und auf Körpertemperatur abkühlen lassen. Die Kompressen tränken und den Patienten behandeln.
Ein Tipp: Es ist besser zum Abkochen Tongefäße als Metalltöpfe zu verwenden.

Inhalation: Die beim Abkochen des Suds entstehenden Dämpfe eignen sich hervorragend zum Inhalieren, um verlegte Atemwege zu befreien. Wobei dies zumindest zwei Stunden lang erfolgen muss.
Ein Tipp: Behandeln Sie sich abends und gehen Sie danach ins Bett.

Bäder: In Mexiko ist heute noch der Brauch verbreitet, vier Hände voll Opuntienblüten in zwei Liter Wasser zu geben und dort ziehen zu lassen. Diese Mischung wird dann dem Badewasser beigegeben.

Gesichtsmasken: Bei trockener Haut wird eine Maske auf Feigenblatt-Basis aufgelegt. Dazu werden die Blätter erst geschält, mit dem Fruchtfleisch reibt man sich das Gesicht ein. Danach mit Wasser abspülen.
Ein Tipp: Es empfiehlt sich, das Gesicht bereits nach einigen Minuten wieder zu waschen und sich in dieser Zeit keinesfalls der direkten Sonne auszusetzen. Es besteht nämlich die Gefahr einer Fleckenbildung.

Sirup und Honig: Kocht man ein halbes Kilo Kaktusfeigen in einem Liter Wasser zwanzig Minuten lang auf, so gewinnt man Sirup, Honig oder auch verdickten Honig. Um die Körner der Frucht herauszufiltern, wird der Sud abgeseiht und im Anschluss erneut unter Zugabe von einem halben Kilo Zucker erhitzt. Um die sirupartige Konsistenz zu erhalten, ist es notwendig, den Sud ständig zu rühren.

Ein Sirup gegen Husten wird gewonnen, indem man dem Sud ein halbes Kilo mexikanischen Weißdorn, eine Spitze Zimt, eine Hand voll Eukalyptusblätter, eine Messerspitze mexikanische Okotefichte und eine Knolle Knoblauch beifügt und dieses Gemisch aufkochen lässt.

Danach noch eine Hand voll Blätter der mexikanischen Königskerze und eine weitere Hand voll Blätter der Bougainvillea hinzugeben. Für Erwachsene gilt: Alle vier Stunden 1 Esslöffel voll, für Kinder und Jugendliche reicht 1 Teelöffel aus.

Forschungsarbeiten aus den letzten zwei Jahrzehnten, die vor allem in San Luis Potosi erarbeitet wurden, belegen nun, dass die alten indianischen Rezepte tatsächlich ihre medizinische Gültigkeit haben.

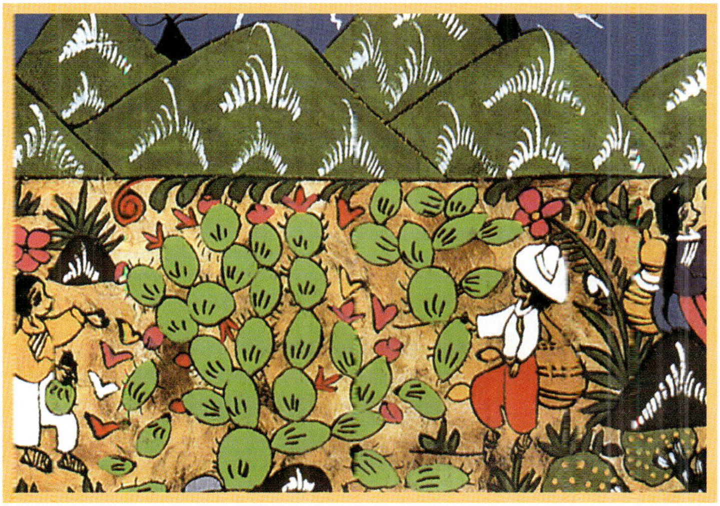

So konnte mit wissenschaftlichen Untersuchungen eindeutig die Wirkung bei Kompressen, als Analgetika, Diuretika und als Krampf lösendes Mittel nachgewiesen werden.

Durch die Heilkräfte des Nopals konnte aber auch eine deutliche Verbesserung der Qualität von Muttermilch festgestellt werden. Erreicht wird diese durch eine Zunahme von Eisen, Vitaminen und pflanzlichen Proteinen.

Und selbst die moderne Verwendung des Nopals bei Diabetes findet sich bereits in den alten Rezeptbüchern der Azteken.

In ihnen steht geschrieben, dass zwei junge Nopales und ein junger Kürbis mit den Schalen von zehn grünen Tomaten und einem Liter Wasser aufgekocht werden.

Diese Tinktur lässt man über Nacht stehen und trinkt sie am nächsten Morgen »wie Wasser«.

Die hypoglykämische Wirkung des Nopals ist von der Wissenschaft bis heute noch nicht zur Gänze geklärt.

Sicher ist nur und das ist in zahlreichen Versuchsreihen belegt worden, dass durch die Einnahme des Nopals vor dem Essen die Triglyceride, die Lipide im Serum, der Zuckergehalt im Blut, das Cholesterol sowie das Gesamtgewicht effektiv gesenkt werden konnten.

Heute wird der Nopal in Mexiko nicht nur für medizinische Zwecke verwendet. Auf der Grundlage des Pflanzenschleims wird ein Rostschutzmittel für Ölbarrels erzeugt, zudem findet er in der Kosmetikindustrie seinen Einsatz und wird neuerdings auch mittels alter japanischer Technik zur Herstellung von besonders wertvollem Papier verwendet.

Diese beeindruckende Vielfalt des Nopals, sein Gehalt an Feuchtigkeit, Eiweiß, Vitaminen, Zucker, Mineralien, Alkaloiden und Fasern scheinen die Einschätzung so manches Naturwissenschaftlers zu rechtfertigen, der vom Feigenkaktus als einem »Naturwunder« spricht.

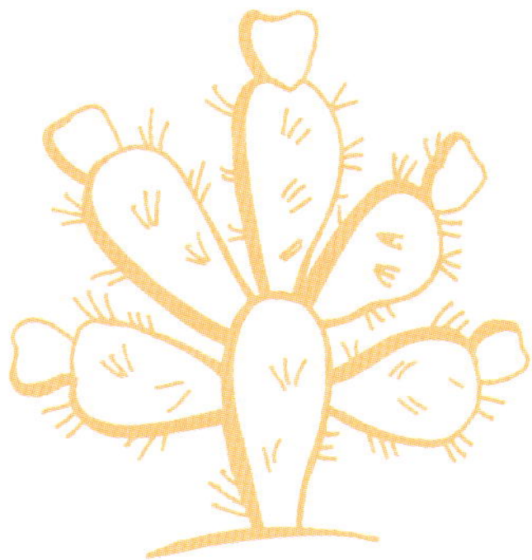

GEHASST UND GEPRIESEN

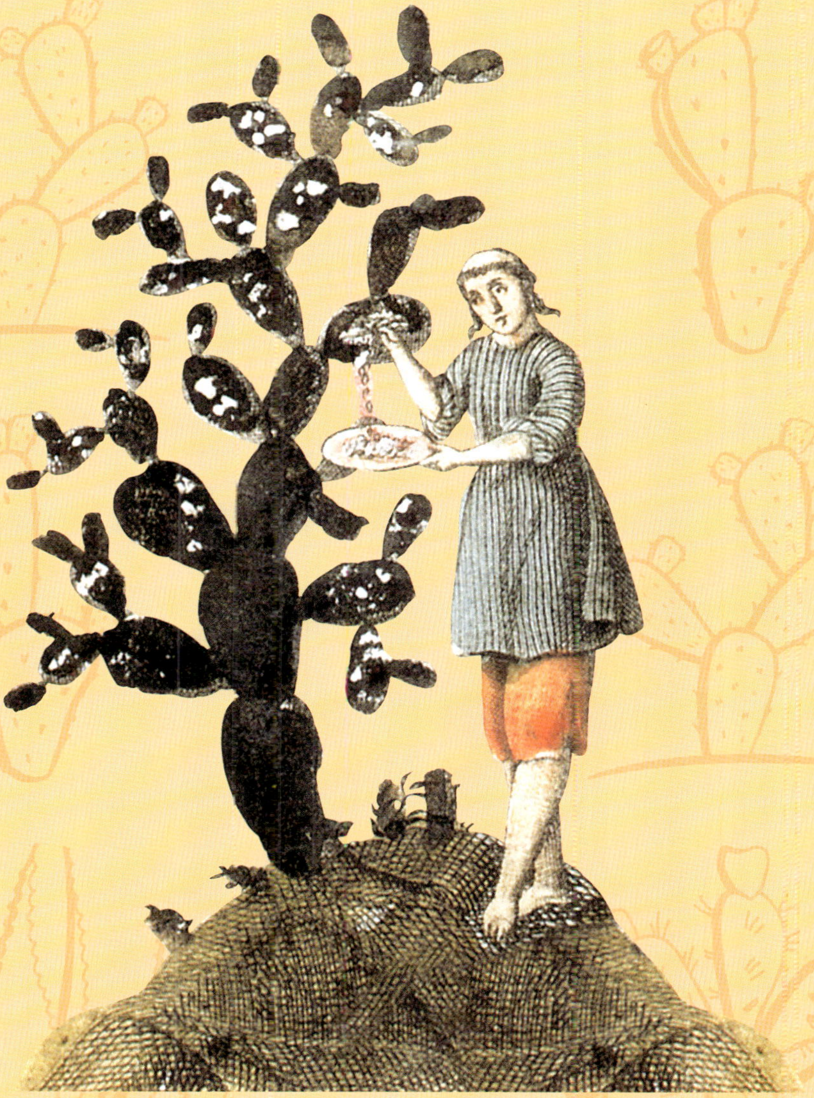

Es dürfte bei den Spaniern, als sie zu Anfang des 16. Jahrhunderts Mexiko eroberten, nicht viel anders gewesen sein, wie so häufig in der Geschichte zuvor und danach: Die Neuankömmlinge begegneten der ihnen fremden Kultur zunächst einmal mit Neugierde. Als sie aber merkten, dass ihnen die Welt der Azteken gar so unverständlich war, begannen sie diese zu zerstören. Dafür wiederum glaubten sie gute Argumente zu haben. Zum einen störte sie all das Nichtchristliche, das es zu bekämpfen und auszurotten galt, zum anderen wollten sie Macht demonstrieren. Etwa nach dem Motto: Wozu hat Gott Amerika erschaffen? Zu dem einigen Zweck, um von Europa unterworfen zu werden.

Tatsächlich gingen die Spanier von ihrer eigenen Überlegenheit aus, die es ihnen gestattete, die in ihren Augen primitive indianische Kultur zu vernichten. Einer, der sich dabei besonders hervortat, war Bruder Diego de Landa. Er befahl die Verbrennung indianischer Handschriften, die Zerstörung von Grabmälern und Götterbildern sowie von allen Inschriften, die er selbst nicht verstehen konnte und das waren viele.

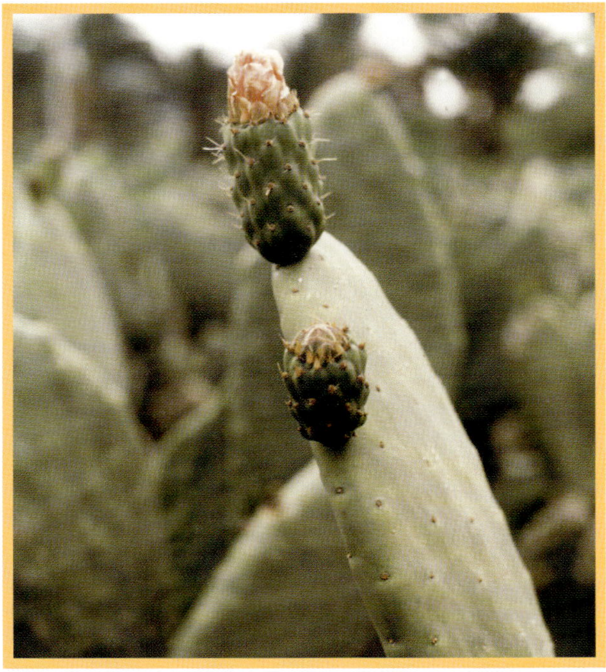

Erst in einem zweiten Schritt, nämlich, als der Franziskaner bemerkte, dass er das Wissen der Indianer nicht zu fürchten brauchte, sondern dieses sogar nutzen konnte, ging de Landa daran, das Wissen der Ureinwohner systematisch aufzuzeichnen. Daraus entstand die Sammlung »Relación de las cosas de Yucatán«; etwa: »Das gesammelte Wissen Yucatans«.

Bedauerlicherweise gingen große Teile dieser Sammlung verloren.

Das bedeutendste, bis heute noch unverzichtbare Quellenwerk über die Kultur der Azteken vor der spanischen Eroberung schuf ein anderer spanischer Franziskaner: nämlich Bernardino de Sahagún mit seinem zwölfbändigen »Historia general de las cosas de Nueva Espana«, der Geschichte des »Neuen Spaniens«. Darin beschreibt der im Jahr 1500 Geborene die weltlichen wie die heiligen Altertümer Mexikos aus der

Zeit vor Cortés. Bruder Sahagún, der vierzig Jahre lang Professor bzw. Rektor des Kollegs vom Heiligen Kreuz in Tlatelolco war, definiert als Erster das mexikanische Wort »nopalli« als ein »mit Feigenkakteen bestandenes Gelände« bzw. als einen »mit Kaktusfeigen bewachsenen Baum«. Sahagún unterscheidet bereits vier verschiedene Arten von Feigenkakteen nach Farbe und Geschmack: Coznochnopalli (gelbe Frucht), Elatonochnopalli (farbige Früchte nach außen, Rosengewächse nach innen; gut essbar), Cujcujnochnopalli (dunkelviolette Früchte) und Xoconochnopalli (weiße, saure Früchte, nur gekocht essbar).

Von diesen Früchten schreibt ein Zeitgenosse Sahagúns, der Chronist Gonzalo de Oviedo y Valdés, dass die Einheimischen »sie so lieben, dass sie diese gegen nichts auf der Welt eintauschen würden. Sie sind nämlich die beste Mahlzeit im ganzen Jahr«.

Gar zu den »Naturwundern« zählte Pietro Andrea Mattioli 1544 in seinem »Comentarii a Dioscoride« den Nopal. Mattioli war ein angesehener Mediziner, der im Dienst des Erzherzogs von Österreich, Prinz Ferdinand, stand und der ein Spezialist für Geburtshilfe war.

Lange Zeit begnügten sich die Chronisten mit der deskriptiven Beschreibung des Nopals, mit seinem Vorkommen, seinem Aussehen, seiner Einteilung und seinem Geschmack. Der Erste, der auch auf seine therapeutischen Wirkungen einging, war Fernández de Oviedo y Valdéz in seiner 1535 erschienenen Schrift »De la historia natural de las Indias« (etwa: Über die Naturwissenschaften der Indios). Darin beschreibt Oviedo y Valdés, dass den mexikanischen Ureinwohnern die Verwendung des Nopals im mythisch-religiösen, aber auch im therapeutischen Bereich eine Selbstverständlichkeit war. Häufig wurden aus den fleischigen Blättern der Feigenkakteen heiße Umschläge gemacht, mit denen Wundheilungsprozesse beschleunigt oder Entzündungen zum Abheilen gebracht wurden.

Und zwar verkochten die Indianer die Blätter des Nopals zu einem Brei, der aufgelegt wurde. Erhitzte Triebe dienten hingegen zur Linderung von Muskel- und Zahnschmerzen.

Durch den hohen Zucker- und Säureanteil wirkt der Saft aus den Pflanzen verdauungsanregend. Das wussten auch die Indianer, die den Blättersud als Abführmittel und als Arznei bei Wurmbefall einsetzten. Zudem ist belegt, dass die Azteken die Opuntie bei Entzündungen der Harnblase, aber auch zur Blutreinigung einsetzten.

Die Verwendung von Naturprodukten, die bis in die jüngste Vergangenheit nicht selten als Hexenkult abgetan wurde, erlebt in den letzten Jahren durch wissenschaftliche Untersuchungen eine Neubewertung. Mittlerweile greifen Ethnobotaniker, Biologen, Pharmazeuten und Mediziner wieder auf die natürlichen Heilmethoden zurück – auch auf den Nopal.

Reich an Aufbaustoffen

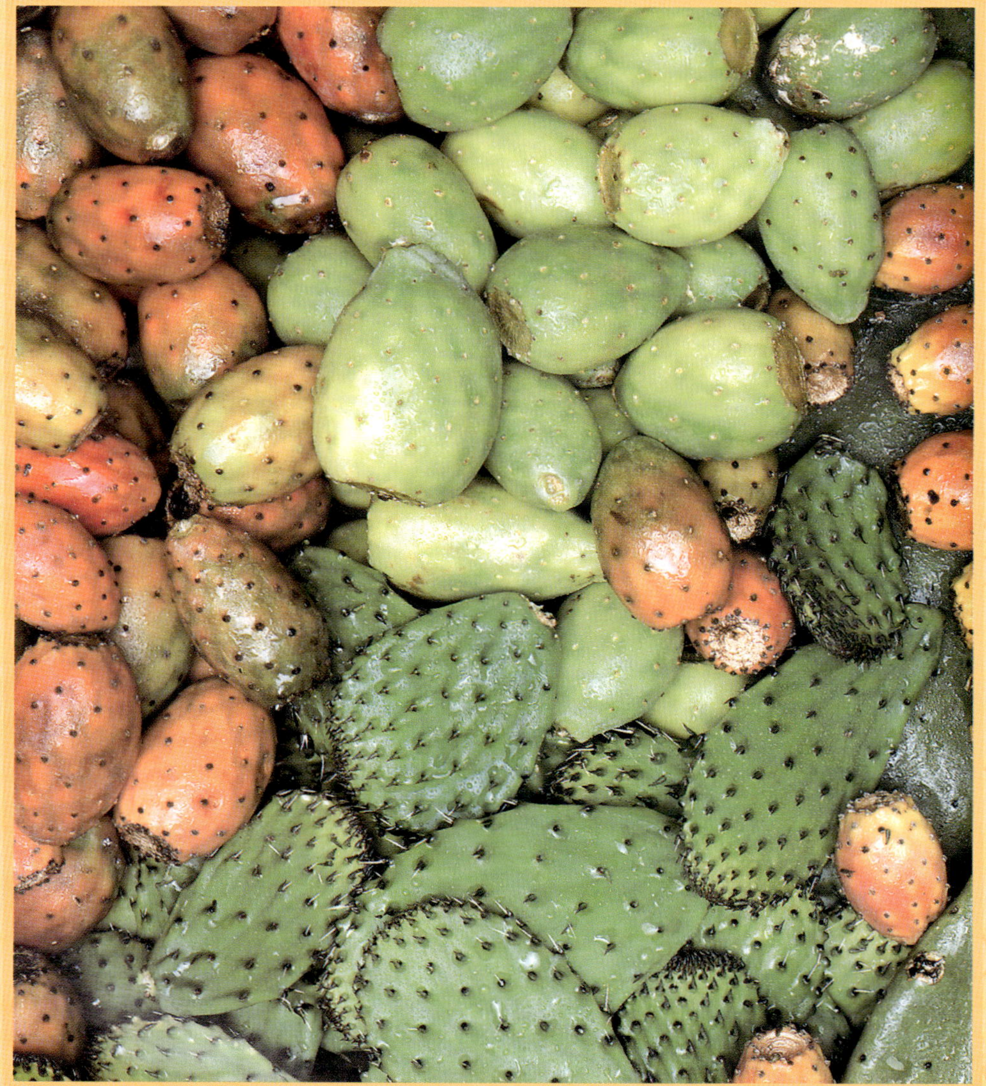

Feigenkakteen können sich in den unterschiedlichsten Klimazonen entwickeln – sie gedeihen in trockenen und halbtrockenen Regionen ebenso wie in tropischen Landstrichen oder in solchen mit gemäßigten Temperaturen. Und damit gehört der Nopal unter den 110 in Mexiko bekannten Kakteenarten zu den vielfältigsten Pflanzen des Landes.

Dementsprechend variieren die Pflanzen in Größe, Form aber auch in Bezug auf ihre chemische Zusammensetzung.

Klima, Jahreszeit und Alter der Pflanze, aber auch der Umstand, welcher Untergattung der jeweilige Nopal zuzurechnen ist, bestimmen die Analysewerte.

Der Feuchtigkeitsgehalt liegt zwischen 79 und 92 Prozent. Der Anteil und die Zusammensetzung der Mineralstoffe, die in Fleisch und Gewebe enthalten sind, variieren stark. Und zwar nicht nur von Spezies zu Spezies, sondern sogar von Pflanze zu Pflanze. Diese Heterogenität liegt in der unterschiedlichen Bodenbeschaffenheit oder in klimatischen Schwankungen begründet.

Die wichtigsten Bestandteile des Nopals sind Kalzium und Kalium. Weithin enthält er auch Magnesium, Silizium, Natrium sowie kleine Mengen an Eisen, Aluminium und Mangan.

Kohlenhydrate können bis zu zehn Prozent des Frischgewichts der Pflanzen ausmachen. Die Zusammensetzung reicht hierbei von Monosacchariden bis hin zu Polysacchariden. Stärke ist nur in geringen Mengen vorhanden.

Abhängig von der einzelnen Spezies schwankt der Zellstoffanteil der Pflanze zwischen 18 und 81 Prozent des Trockengewichts.

Der Eiweißanteil der Feigenkakteen liegt zwischen 5 und 23 Prozent des Trockengewichts.

Die Pflanzen enthalten außerdem Vitamine wie z. B. Ascorbinsäure (Vitamin C), Karotine (Vitamin A), Vitamin B_1, Riboflavin (Vitamin B_2) und Niacin.

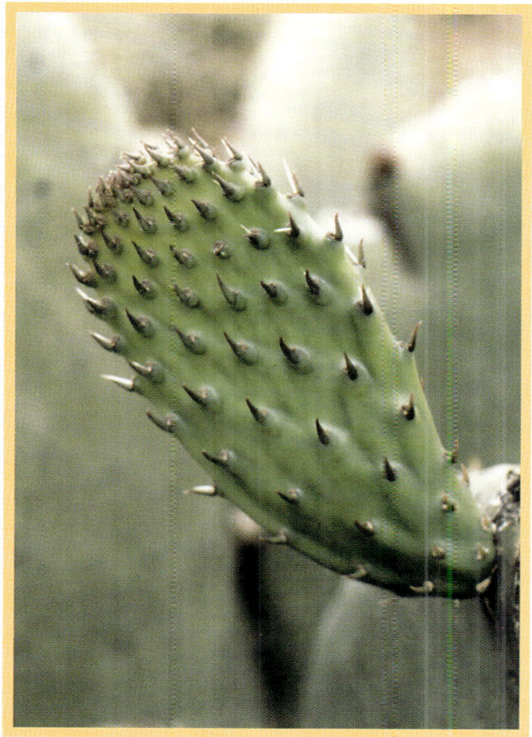

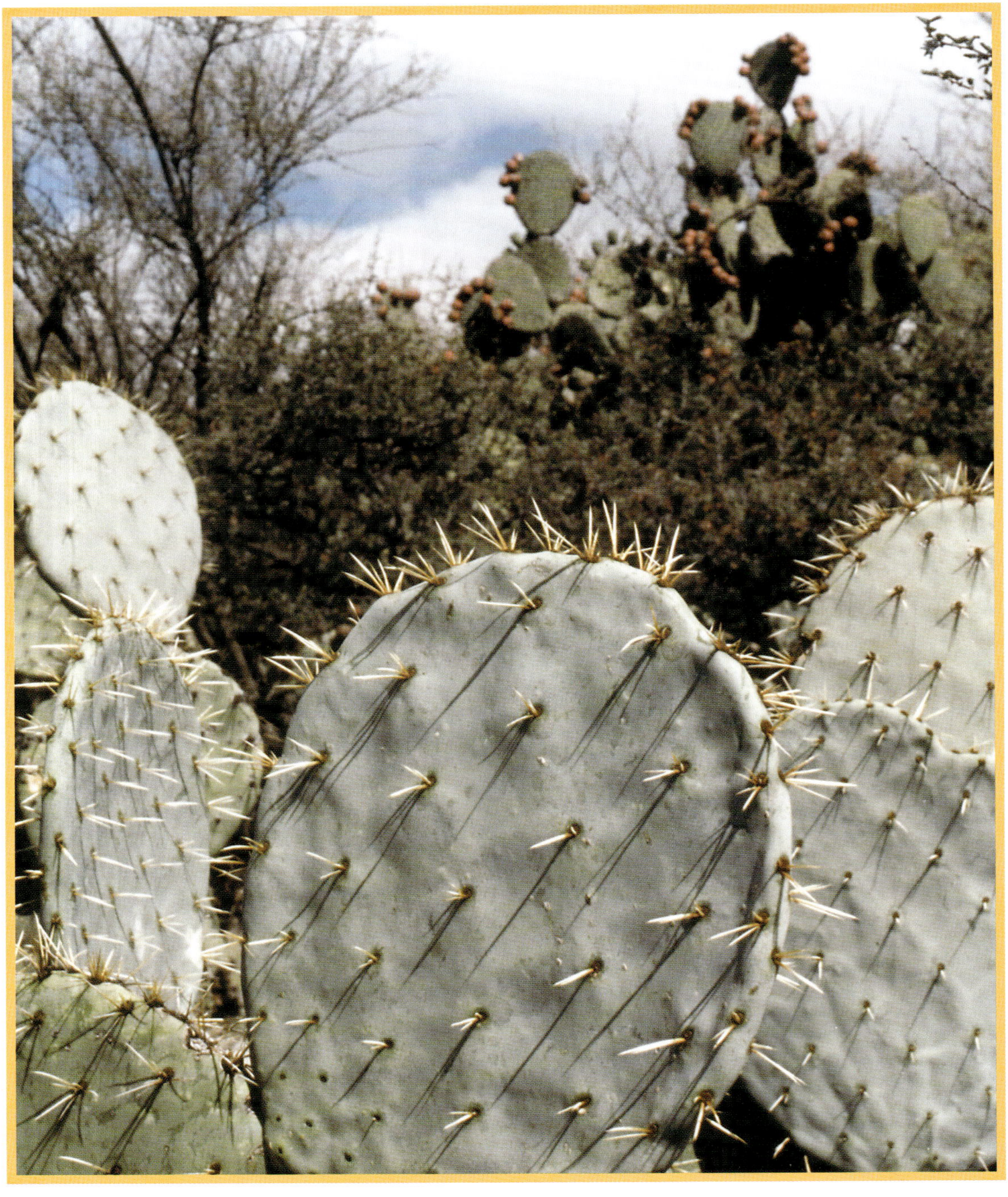

Inhaltsstoffe der Feigenkakteen

100 Gramm eines Nopal-Blattes beinhalten:

Brennwert*	27,0 kcal
Eiweiß*	1,7 g
Arginin**	0,031
Histidin**	0,061
Lysin**	0,043
Methionin**	0,008
Threonin**	0,052
Fett*	0,3 g
Kohlenhydrate*	5,6 g
Kalzium*	93,0 mg
Eisen*	1,6 mg
Fasern*	9,5 - 10,7 g
Vitamin A*	41,0 mg
Vitamin B_1*	0,03 mg
Vitamin B_2*	0,06 mg
Vitamin B_3*	0,3 mg
Vitamin C*	8,0 mg

* Quelle: Instituto Nacional de la Nutricion (Ernährungswissenschaftliches Institut Mexiko) Salvador Zubrian, mexiko D.F., 1983.

** Aminosäuren in Prozent des Trockengewichts

Die Kaktusfeigenfrucht

Die Tuna ist eine gleichmäßige, polysperme, fleischige Beere. Sie ist eier- bis kugelförmig, die Größe und Farbe variieren je nach Spezies. Ihre Stacheln haben Widerhaken, das Fleisch ist saftig. Die Früchte sind zwischen vier und maximal zwölf Zentimeter lang und können von zitronengelb über rot und dunkelviolett bis weißgrünlich gefärbt sein.

Je 100 g frische Frucht enthalten:

Brennwert	38,0 kcal
Eiweiß	0,3 g
Lysin*	4,0
Isoleucin*	4,0
Threonin*	4,82
Valin*	3,74
Leucin*	5,22
Triptophan*	0,82
Methionin*	0,74
Phenylalanin*	5,39
Triglyceride	0,1 g
Kohlenhydrate	10,1 g
Kalzium	63,0 mg
Phosphor	38,0 mg
Eisen	0,8 mg
Magnesium	14,0 mg
Thiamin	0,01 mg
Riboflavin	0,02 mg
Nyacin	0,03 mg
Vitamin C	31,0 mg
Retinol	4,0 mcg
Ballaststoffe	2,4 g

* 1 mg Aminosäure je 100 mg Eiweiß

Von historischem Wert

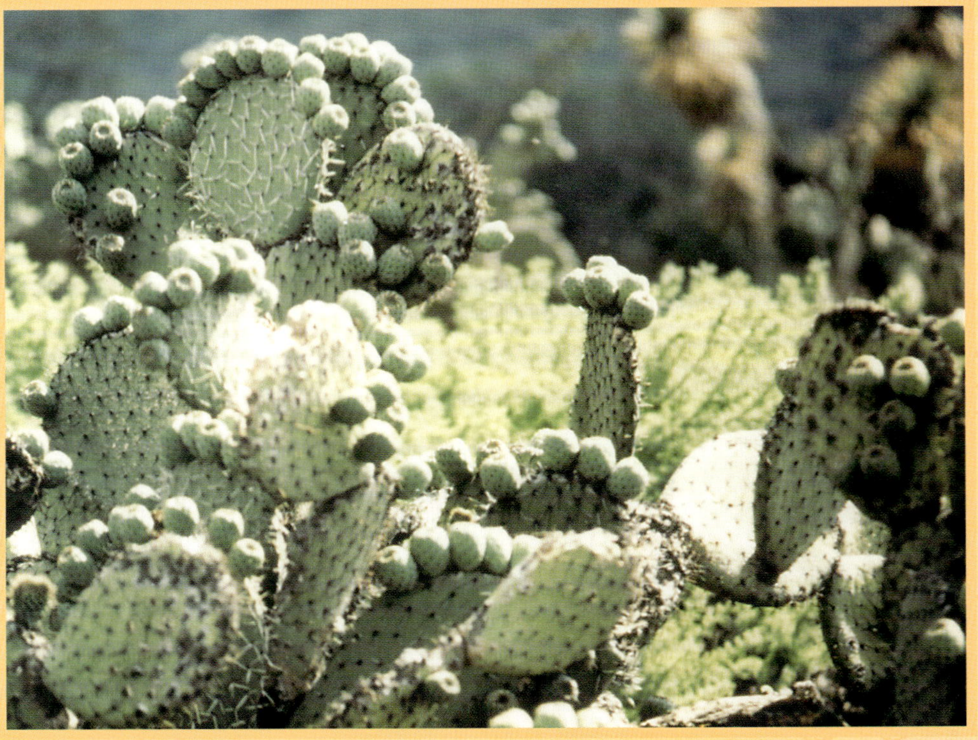

Von den über 100 in Mexiko vorkommenden Feigenkakteenarten sind vor allem die Opuntia Ficus Indica und die Opuntia Streptacantha besonders weit verbreitet. Und von allen Arten wurden sie auch auf ihre Heilwirkung besonders erforscht.

Nachdem die Blätter des Feigenkaktus bei uns nicht frisch auf den Tisch gebracht werden können, werden sie zu Pulver und Tee verarbeitet, damit sie auch hierzulande genossen werden können. Aus Gründen der chemischen Zusammensetzung wird aus der Opuntia Ficus Indica der Tee und aus der Opuntia Streptacantha ein Pulver hergestellt.

Im Folgenden eine Kurzcharakteristik der beiden Arten.

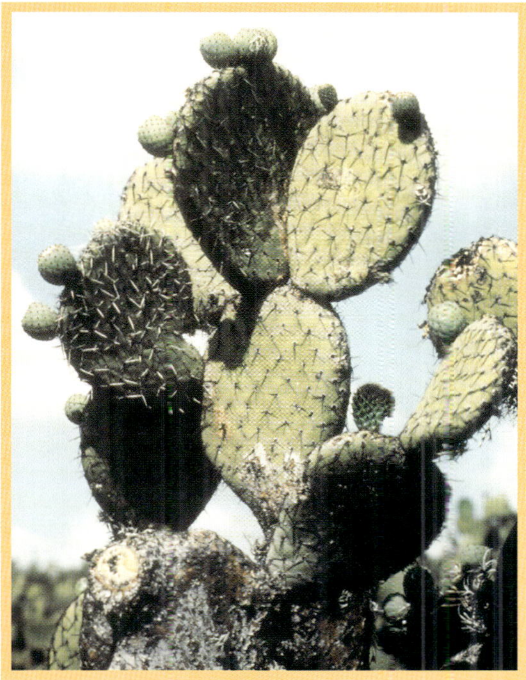

Opuntia Ficus Indica

Vorkommen: Sie stammt aus den trockenen und halbtrockenen Gebieten Mexikos, vor allem aus den Bundesstaaten San Luis Potosi, Guanajuato, Aguascalientes und Zacatecas.

Lebensraum: Diese Opuntienart gedeiht in Gebieten mit einer durchschnittlichen Niederschlagsmenge von 700 bis 1.500 l/m^2 jährlich. In Zonen mit einer Jahresdurchschnittstemperatur zwischen 18 und 26 Grad Celsius wurden die besten Erfolge bei der Kultivierung erzielt; grundsätzlich überleben sie aber auch in Randtemperaturbereichen von 0 bis 40 Grad C. Sie bevorzugen ph-neutrale oder leicht alkalische Lehmböden und gedeihen in Tälern ebenso wie auf Berghängen bis in einer Höhe von 2.600 Metern.

Verwendung: Neben den zahlreichen medizinischen Indikationen, die in dieser Publikation umfassend beschrieben werden, gibt es noch ein weiteres, sehr interessantes Einsatzgebiet für den Nopal. Er wird in Mexiko zur Restauration historischer Gebäude verwendet. Der Grund: Wann immer alte Bausubstanz nicht nur ihrem Aussehen, sondern auch ihrer Bautechnik nach möglichst originalgetreu wieder hergestellt werden soll, kann man keine neuzeitliche Baustoffmischung verwenden, sondern muss auf die indianische

»Zementierungstechnik« mit Lehm zurückgreifen. Und zwar wird dafür der Nopal ausgepresst und der Saft dem feuchten Lehm beigemengt. Die Wirkung: Der Lehm trocknet langsamer aus und wird »elastischer«, was wiederum eine Erhöhung der mechanischen Belastbarkeit mit sich bringt.

Und genau wie in der Medizin ist auch im Bauwesen nicht bekannt, welche Substanz der Opuntia Ficus Indica dies bewirkt. Aber schon beginnen sich neben den Medizinern und Pharmakologen nun auch Architekten für den Nopal zu interessieren, denn der Lehmbau boomt zurzeit in den USA und gewinnt auch in Europa und da auch im alpenländischen Raum wieder zunehmend an Bedeutung.

Botanische Eigenschaften: Die Opuntia Ficus Indica ist eine strauchartige Pflanze, die aus fleischigen Blättern besteht und eine Höhe von maximal 1,5 Metern erreicht. Diese Art hat einen Wasseranteil von bis zu 90 Prozent. In den Stielansätzen und Blättern können Kalzium, Kalium, Magnesium, Silizium, Natrium sowie geringe Mengen an Eisen, Aluminium und Mangan nachgewiesen werden. Ein Stachelbewuchs ist sowohl an den Blättern als auch an den Stilansätzen festzustellen.

Die Blätter sind rasch wachsend und nach zehn Tagen bereits zum Verzehr geeignet, die Wurzeln reichen auf der Suche nach Wasser oft tief in den Boden, können sich aber auch - je nach Wasserzufuhr - nur knapp unter der Oberfläche ausdehnen.

Einsatzmöglichkeiten: Die Untersuchungen haben ergeben, dass Produkte aus dem Nopal zu jenen Mitteln zählen, die am häufigsten bei Diabetes mellitus zum Einsatz kommen. Außerdem erweist er sich als wichtig im Einsatz gegen Cholesterin.

Grundsätzlich muss aber immer wieder festgestellt werden, dass die Produkte nicht heilen können.

Opuntia Streptacantha

Vorkommen: Am weitesten verbreitet ist diese Art in den trockenen Gebieten der mexikanischen Hochebene. Vor allem sind dies die Bundesstaaten Hidalgo, Querétaro, San Luis Potosi, Aguascalientes, Zacatecas, Puebla und Oaxaca. Das gesamte Verbreitungsgebiet in Mexiko beträgt 3,8 Millionen Hektar.

Lebensraum: Die Opuntia Streptacantha benötigt eine durchschnittliche Jahresniederschlagsmenge von 400 Litern.

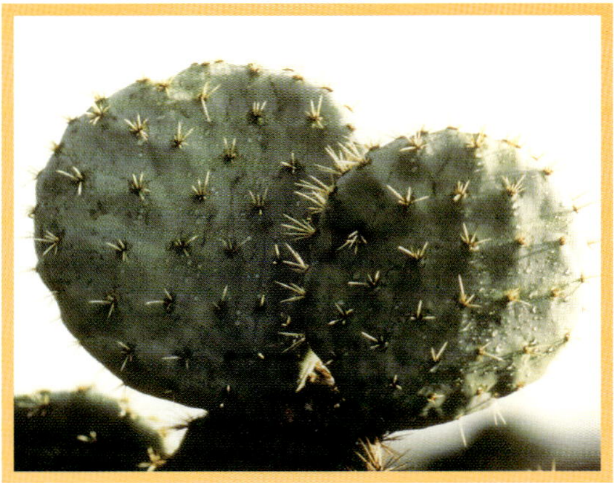

Die ideale Jahresdurchschnittstemperatur liegt bei 18,7 Grad C, die Pflanze überlebt aber auch bei Extremwerten von -2 Grad bis +50 Grad C. Sie passt sich auch morastigen Böden an, bevorzugt aber sandige Böden mit einem ph-Wert zwischen 5,4 und 8,3. Diese Spezies gedeiht besonders in flachen Talabschnitten in einer Höhe von 1.800 bis 2.700 Metern. Sie ist aber auch auf Hochebenen mit geringerer Höhe, aber mit direkter Sonneneinstrahlung zu finden.

Botanische Eigenschaften: Die Opuntia Streptacantha ist eine stachelige, üppig wuchernde Pflanze, die eine Höhe von bis zu fünf Metern und einen Stamm-durchmesser von bis zu 65 Zentimetern erreicht. Besonders geschätzt werden auch die üppigen Kaktusfeigen, auch Tuna genannt, die in auffälligen Farben von Hellgelb bis Violett blühen.

Einsatzmöglichkeiten: Wie bei der Opuntia Ficus Indica wurde auch bei dieser Art in klinischen Versuchsreihen die Blutzucker senkende Wirkung nachgewiesen. Opuntia Ficus Indica ist in pulverisierter Form auf dem Markt.

Wichtig ist auch bei dieser Gattung die Cholesterin senkende Wirkung.

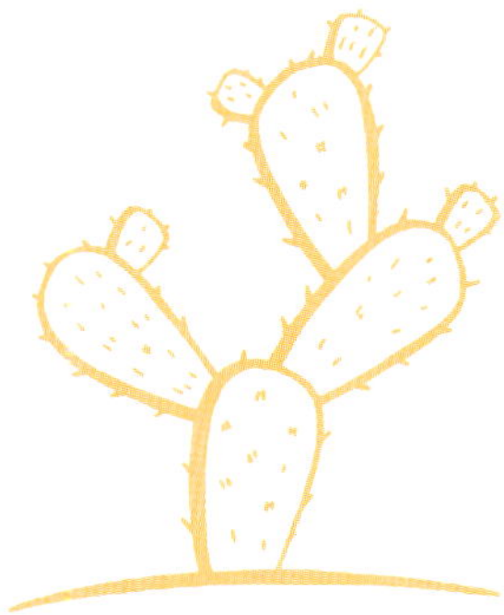

Diabetes mellitus – eine Volkskrankheit

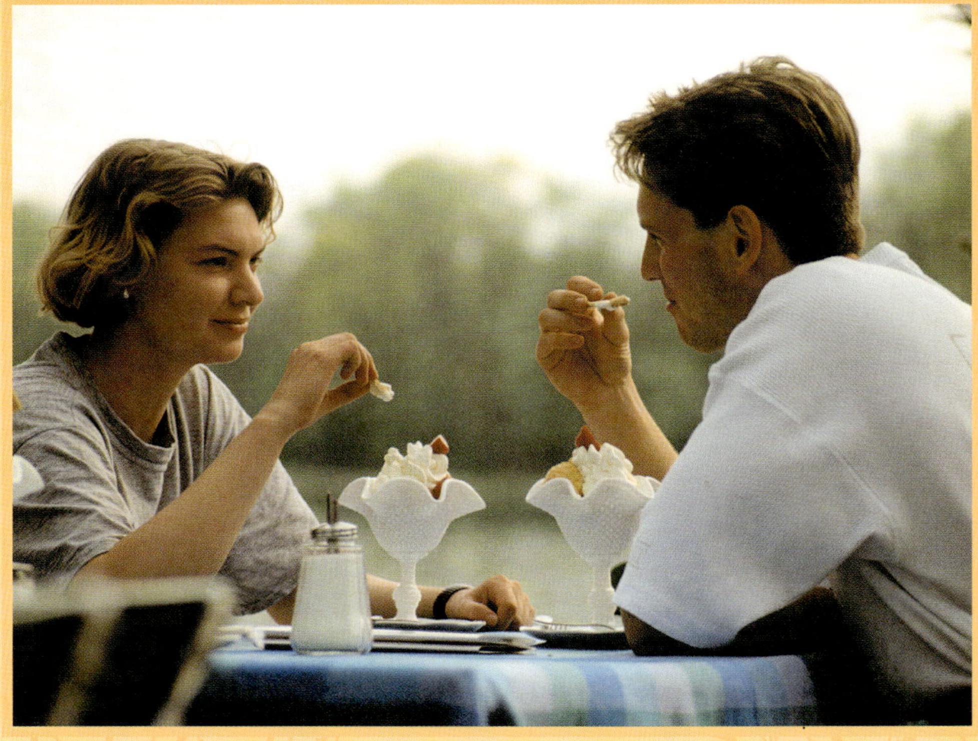

Was ist Diabetes mellitus?

Bei **Diabetes mellitus** handelt es sich um eine chronische Stoffwechselkrankheit, die auf einen absoluten oder relativen Insulinmangel zurückzuführen ist. Das Hauptkennzeichen der Zuckerkrankheit sind lang anhaltende hohe Zuckerwerte.

Insulin ist ein Hormon, das in der Bauchspeicheldrüse gebildet wird. Seine Hauptaufgabe ist die Aufnahme von Zucker (Glukose) aus dem Blutstrom in die Zellen. Fehlt dieses Hormon, kann der Zucker nicht in die Zellen »eingeschleust« werden und es kommt zu einem Anstieg des Blutzuckerspiegels. Ein solcher wird als Hyperglykämie bezeichnet.

Geschichte

Das Krankheitsbild wurde erstmals vor etwa 3.500 Jahren in Ägypten beschrieben. Im Jahre 1889 fanden Wissenschaftler heraus, dass es sich bei Diabetes um eine Erkrankung der Bauchspeicheldrüse handelt.

Es dauerte dann weitere 32 Jahre, bis 1921 die beiden Kanadier Sir Frederic Grant Banting und Charles Herbert Best die Blutzucker senkende Wirkung des Pankreas (das Insulin) entdeckten.

Vor dem ersten Einsatz dieses Hormons führte der Insulinmangeldiabetes unweigerlich zum Tode.

Etwa zeitgleich wurden die ersten Medikamente mit Blutzucker senkenden Eigenschaften identifiziert.

Die kontinuierliche Weiterentwicklung dieser oralen Antidiabetika sowie der Insulintherapie bis zur heutigen Zeit führte schließlich dazu, dass die Lebensqualität der Patienten gestiegen ist und die Entstehung der diabetischen Folgeerkrankungen verhindert bzw. verlangsamt werden kann.

Diabetes wird nach der großen Harnmenge benannt, die bei dieser Krankheit ausgeschieden wird. Aretaios, ein Arzt aus Kappadokien, der im zweiten Jahrhundert nach Christus lebte, schrieb: »Die Krankheit heißt Diabetes, denn es ist, als ließe man Wasser durch einen Siphon laufen.« Scharfsinnig charakterisierte er den Diabetes als ein »Schmelzen von Fleisch und Gliedern zu Harn.«

Mellitus ist eine Ableitung aus dem Lateinischen und bedeutet: »Mit Honig gesüßt« und bezieht sich auf das Vorkommen von Zucker im Harn der Kranken. Der Zusatz mellitus unterscheidet die Krankheit vom Diabetes insipidus, der auf einer gestörten Rückresorption von Wasser in den Nieren beruht.

Einteilung der Diabetes-Typen

Die Differenzierung zwischen insulinpflichtigen (IDDM) und nicht-insulinpflichtigen Diabetikern (NIDDM) wird lediglich für die Festlegung von Schulungs- und Therapieeinheiten vorgenommen. Die Neueinteilung des Diabetes mellitus von der American Diabetes Association (ADA) im Jahre 1967 richtet sich primär nach der Ursache der Erkrankung. Die früher übliche Schreibweise mit römischen Ziffern wurde von arabischen Ziffern abgelöst.

Klassifikation des Diabetes Mellitus nach ADA/WHO 1967

I. Typ-1-Diabetes
a) immunologisch vermittelt
b) idiopathisch (ohne erkennbare Ursachen)

II. Typ-2-Diabetes

III. Andere spezifische Typen
a) genetische Defekte der B-Zellen-Funktion (MODY)
b) genetische Defekte der Insulinwirkung
c) Krankheiten der exokrinen Pankreas
d) Endokrinopathien
e) Drogen- und Chemikalien-induziert
f) Infektionen
g) seltene Formen des immunvermittelten Diabetes
h) andere genetische Syndrome, die gelegentlich mit Diabetes vergesellschaftet sind

IV. Schwangerschaftsdiabetes

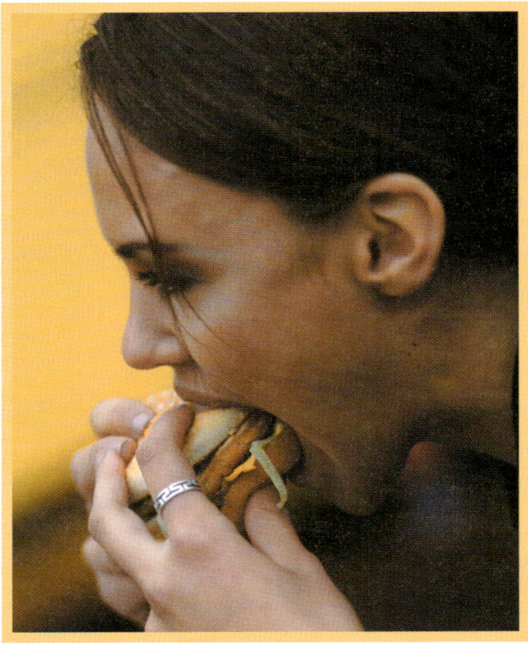

Verbreitung

Nach Hochrechnungen der Weltgesundheitsorganisation WHO wird die Zahl der Diabetiker bis 2025 von derzeit 140 Millionen auf 300 Millionen ansteigen. Während die Zahl der Typ-1-Diabetiker konstant ist bzw. nur sehr langsam ansteigt, ist der Anstieg des Typ-2-Diabetes seit dem

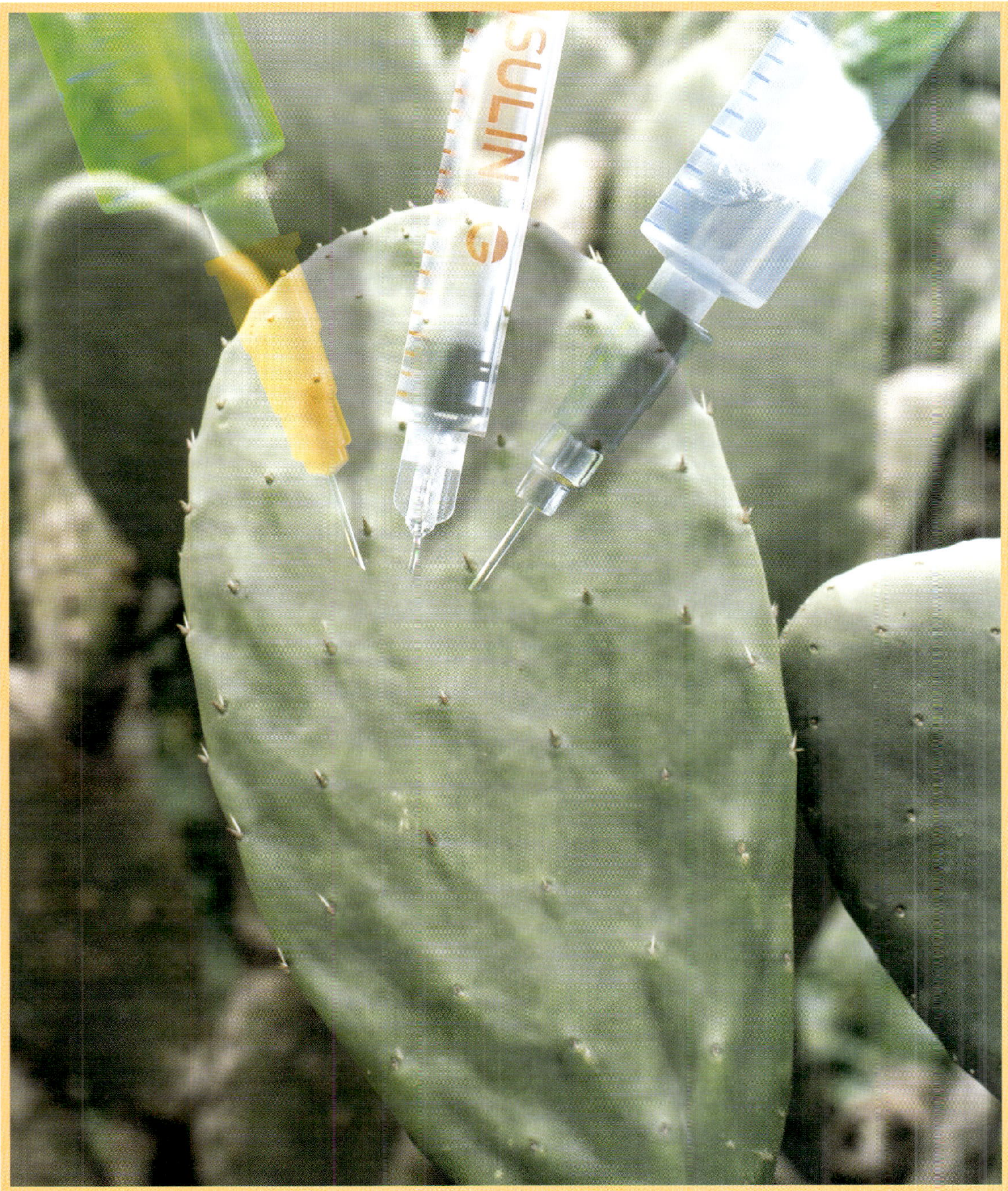
SULIN

	Typ 1	**Typ 2**
Beginn	schnell	langsam, oft über Jahre
Gründe	absoluter Insulinmangel: Zerstörung der insulinproduzierenden Zellen (etwa durch Infekt oder Autoimmunprozess)	relativer Insulinmangel: nachlassende Insulinproduktion; Insulinwirkung verringert (etwa durch Übergewicht oder mangelnde Bewegung)
Alter	meist unter 40	meist über 40
Gewicht	normal	bis zu 80 % sind übergewichtig
Therapie	Insulin	Gewichtsabnahme und Bewegung, Ernährung und Tabletten, Ernährung und Insulin
Vererbungsrisiko	gering	groß

Ende des Zweiten Weltkriegs enorm gestiegen, was den Einfluss von Überernährung, Übergewicht und körperlicher Inaktivität deutlich macht. 80 % der Typ-2-Diabetiker sind übergewichtig.

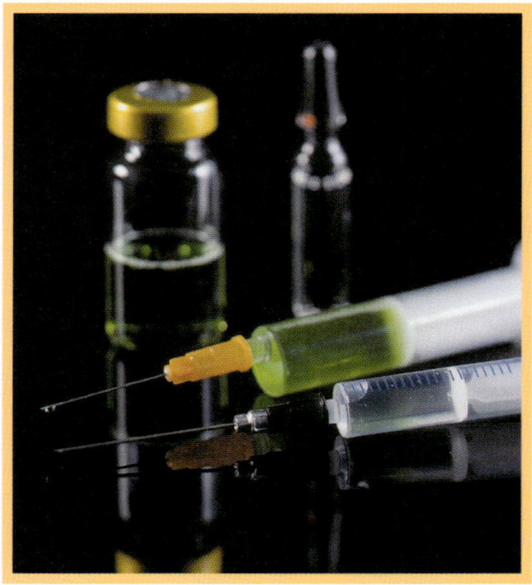

Diagnose

Nach den Kriterien der ADA/WHO kann ein Diabetes dann diagnostiziert werden, wenn klassische Symptome und Gelegenheitsblutzucker über 200 mg/dl vorliegen oder ein Nüchtern-Plasma-Glukosewert über 126 mg/dl (7 mmol/l) gemessen wird, der sich in einer Wiederholungsmessung bestätigt.

Therapeutische Ziele

- Erreichen normaler Blutzuckerwerte zur Vermeidung diabetischer Folgeschäden, (Redinopathie, Nephropathie, Neuropathie)
- Erreichen normaler Blutfettwerte und eines normalen Blutdrucks
- Aufrechterhaltung bzw. Verbesserung der Lebensqualität
- Patientenschulung
- Gewichtsreduktion
- Reduktion des Medikamenteneinsatzes auf ein Minimum

Ernährung

Bis vor wenigen Jahren wurde den Diabetikern eine sehr strenge Diabetesdiät verordnet, wobei nur die Aufnahme von Kohlenhydraten (gemessen in Broteinheiten) streng vorgeschrieben war. Dieser Weg ist mittlerweile weitgehend verlassen worden und ein Einkaufen im Reformhaus ist nicht mehr notwendig. Der Diabetiker sollte jedoch wissen, wie viele Kohlenhydrate einzelne Nahrungsstoffe beinhalten. Durch Ballaststoffe kann die schnelle Aufnahme von Kohlenhydraten verzögert werden, sodass sich eine Glättung des Blutzuckerspiegels einstellt. Auf größere Mengen von freiem Zucker sollte weiterhin verzichtet werden. In Laienkreisen wird häufig angenommen, dass Kohlenhydrate für den Diabetes schädlich seien. Dies ist nicht der Fall. Es wird empfohlen, dass Kohlenhydrate 50 bis 60 % der Nahrung ausmachen sollen. Dagegen ist es aber wichtig, den Fettanteil gegenüber unseren allgemeinen Gepflogenheiten auf maximal 30 % der täglichen Gesamtzufuhr an Nährstoffen zu reduzieren. Der dritte Grundnährstoff, das Eiweiß, sollte 15 bis 20 % betragen.

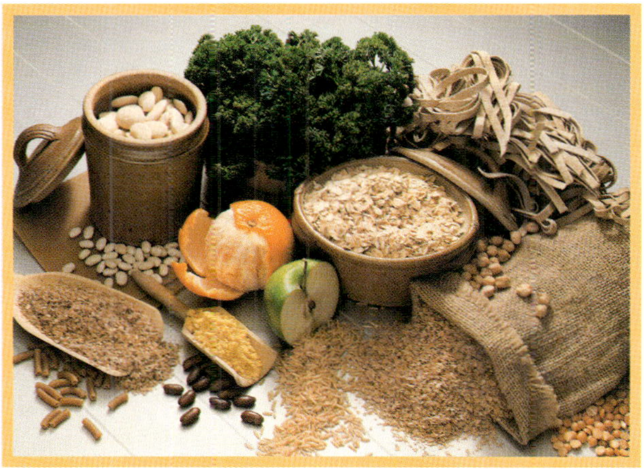

Blutzucker senkende Wirkung

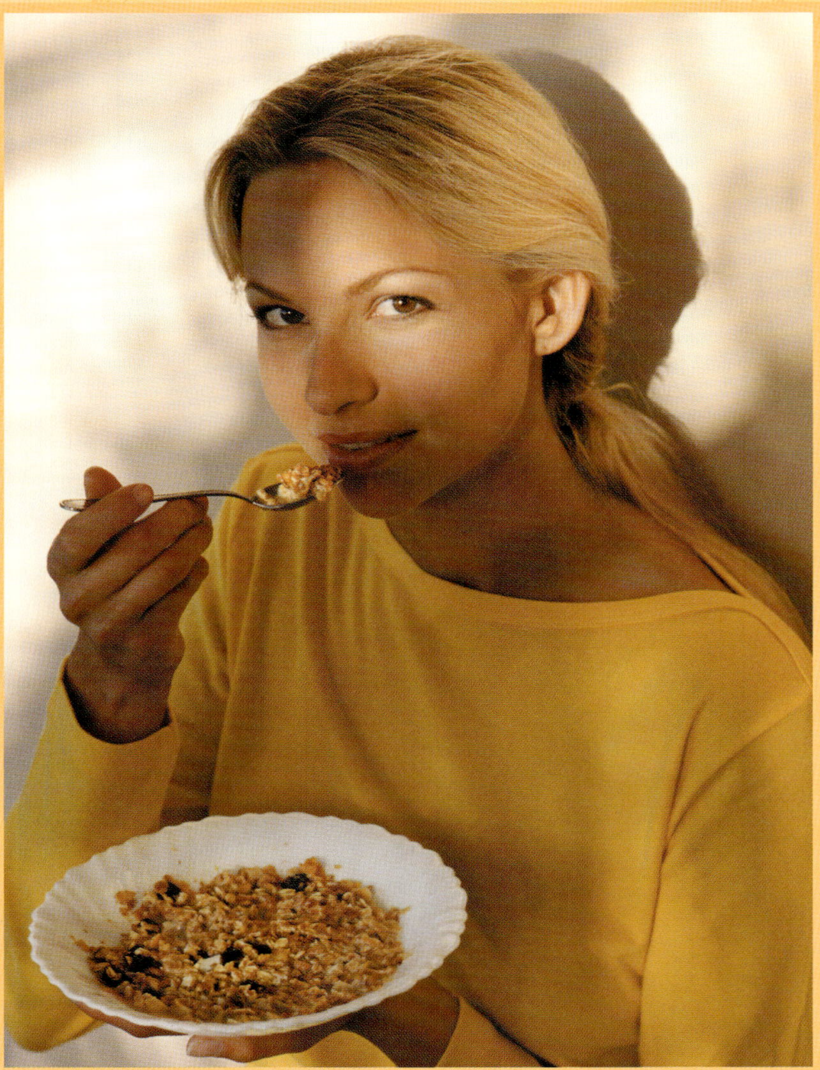

Diabetes mellitus wird von Ärzten zu den »schwierigen Erkrankungen« gezählt. Der Grund: Trotz guter medizinischer Möglichkeiten steigt die Rate der Neuerkrankungen beständig an. Selbst in Ländern wie in Mexiko, deren Bewohner nicht in Überfluss leben, leiden mittlerweile mehr als drei Prozent der Gesamtbevölkerung an Zuckerkrankheit. In anderen Staaten, wie etwa in Deutschland, liegt die Erkrankungsrate mit derzeit fünf Millionen akuten Fällen bereits bei sieben Prozent. Das stellt Rubén Román-Ramos vom pharmakologischen Institut Imeplam in Mexico City in einem Aufsatz fest. Weiters erläutert der Wissenschaftler: »Selbst in der modernen Medizin gibt es keine ideale Behandlung dieser Erkrankung.« Die ethnobiologische Feldforschung sei aber, so Román-Ramos, in Mexiko auf insgesamt 28 Pflanzen gestoßen, von denen die Opuntia Streptacantha, die viel versprechendste in Bezug auf die Linderung der Auswirkungen des Diabetes mellitus sei.

Diese These, die sich zunächst auf statistische Erhebungen der indianischen Bevölkerung stützte, die den Nopal häufig als Nahrungsergänzung auf dem Speisezettel hat, galt es durch Untersuchungen zu erhärten. Zudem sollten auch jene Substanzen der Opuntia Streptacantha ausfindig gemacht werden, die für das endokrine Drüsensystem unverzichtbar sind und die positiv auf Bauchspeicheldrüse und Leber wirken. Die uneingeschränkte Funktion dieser beiden Drüsen ist für den Zuckerspiegel im Blut von überragender Bedeutung. Kurz zusammengefasst kann man nämlich sagen: Der Diabetes mellitus ist durch ein stark abnormes Muster der Brennstoffverwertung gekennzeichnet, bei dem eine Überproduktion von Glukose in der Leber und eine schlechte Verwertung in anderen Organen vorliegen.

Da einige Feigenkaktusarten Glykose-6-Phosphat/Isomerase enthalten, gingen die Pharmazeuten zunächst davon aus, dass dieses Enzym die Blutzucker senkende Wirkung verursacht. Trotz intensiver Studien kam aber ein vierköpfiges Forscherteam von Internisten unter der Leitung von Alberto C. Frati-Munari am »Centro Medico« in Mexico City zu dem Ergebnis: »Auch wenn die Blutzucker senkende Wirkung dem Enzymkomplex Glykose-6-Phosphat/Isomerase zugeschrieben wird, so wissen wir zurzeit nicht, ob dieser tatsächlich dafür verantwortlich ist.«

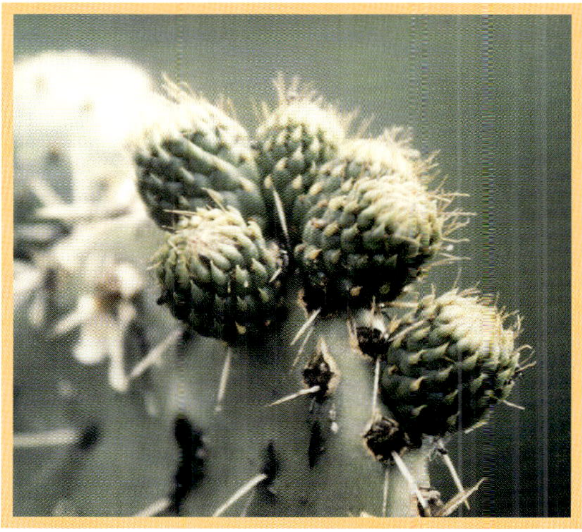

Durchaus, so vermuten die Internisten, könne es auch sein, dass der Nopal seine Wirkung durch die Ballaststoffe entfaltet und einige seiner Bestandteile wie Pektin, Zellstoff oder ein Pflanzensekret für die Bindung von Glukose verantwortlich sind.

Um nun zu genaueren Ergebnissen zu gelangen, entschieden sich die Mediziner für Experimente an Tieren. Und zwar wurden diese an gesunden, aber auch an solchen vorgenommen, die an Diabetes mellitus litten. Experimentiert wurde mit erwachsenen Neuseeland-Hasen ebenso wie mit Hunden, Ratten und Mäusen.

Man verabreichte den Tieren den Nopal als puren ausgepressten Saft in einer Menge von fünf Milliliter pro Kilo Körpergewicht. Die Ergebnisse waren so ermutigend, dass man auch deutliche Auswirkungen auf den menschlichen Organismus für »höchst wahrscheinlich« hielt.

Erprobt wurden die Nopal-Extrakte in Mexiko von Frati-Munari an einer Personengruppe mit einem Durchschnittsalter von 55 Jahren. Parallele Experimente, die zu denselben positiven Ergebnissen kamen, wurden aber auch an 28 bis 35 Jahre alten Männern und Frauen durchgeführt. Voraussetzung war, dass die Testpersonen nicht mit Insulin behandelt werden mussten und dass sie nicht an Nieren- oder Leberinsuffizienz, an Darmträgheit oder sonstigen Drüsenerkrankungen litten. Dabei mussten die Tester die Feigenkaktusprodukte regelmäßig während eines Zeitraums von zehn Tagen vor jeder Mahlzeit einnehmen. Das Essen, das ihnen kredenzt wurde, war stark ballaststoffreich.

Verabreicht wurde den Testpersonen, bei denen jeweils drei Tage vor der Untersuchungsreihe ihr eigenes Blutzucker senkendes Mittel abgesetzt worden war, der Nopal entweder als unbehandelter gebratener Schössling, als entsafteter gebratener Schössling, als entsafteter roher Schössling oder als entsafteter und auf 60 Grad C erhitzter Schössling.

Dabei wurde den »Testern« unmittelbar vor der jeweiligen Einnahme der Nopal-Produkte und dann nach 30, 60, 120 und 180 Minuten Blut abgenommen, in dem sofort die Blutzuckerwerte analysiert wurden.

Das Ergebnis: Der niedrigste gemessene Blutzuckerwert lag 180 Minuten nach Einnahme der Schösslinge bei 25,3 mg/dl unter dem Ausgangswert von 209 mg/dl. Wobei auch für die Nopal-Produkte, die als Pulver oder als Tee im Handel sind, die Feststellung wichtig ist: Die Heilwirkung des Nopals wurde weder durch Erhitzen noch durch Homogenisieren beeinträchtigt.

Die Resultate von Dr. Frati-Munari an mehreren Gesunden wie an Diabetikern durchgeführten Experimenten:

- Nach Einnahme von Feigenkaktus-Produkten wird bei gesunden Menschen ein Ansteigen der Glukose- und

Insulinkonzentration, wie es nach der Einnahme von Traubenzucker zu beobachten ist, gehemmt.

- Die Einnahme von Nopal-Produkten im nüchternen Zustand vor jeder Mahlzeit, über einen Zeitraum von zehn Tagen bewirkt bei Diabetespatienten, denen kein Insulin verabreicht werden muss, eine deutliche Verringerung der Glukose- und Insulinkonzentration im Blut.

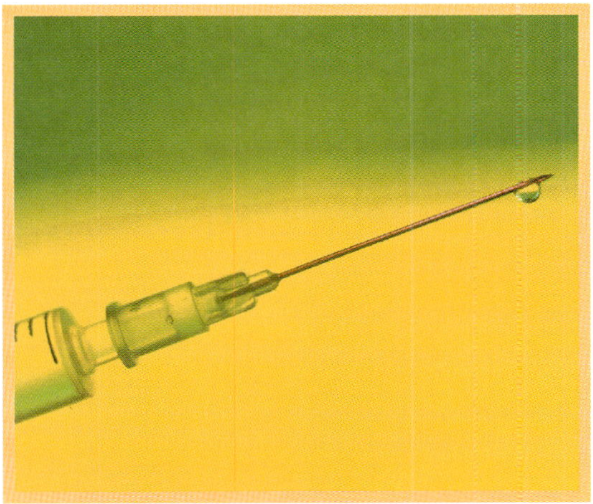

- Bei gesunden Menschen, bei Fettleibigen und bei Diabetespatienten, denen kein Insulin verabreicht werden muss, bewirkt die Einnahme von Nopal-Produkten im nüchternen Zustand vor jeder Mahlzeit über einen Zeitraum von zehn Tagen eine Reduzierung des Körpergewichts, das Absinken der Cholesterol- und Beta-Cholesterolkonzentration im Blut, einen Rückgang des Triglyceridanteils und eine Verringerung des Blutdrucks.

Am Centro Medico wurden aber noch weitere Untersuchungen durchgeführt. Und zwar wurde der Feigenkaktus an Männern und Frauen im Alter zwischen 16 und 30 Jahren erprobt, die allesamt am Diabetes Typ 1 litten. Ihnen wurde morgens und abends menschliches NPH-Insulin (Neutral-Protamin-Hagedorn) verabreicht. Bei oralen Messungen im nüchternen Zustand lag der Blutzuckerwert unter 259 mg/dl. Auch unter diesen Versuchspatienten litt keiner unter chronischer Niereninsuffizienz oder Verdauungsproblemen.

Den Patienten wurden im nüchternen Zustand zunächst 75 g Traubenzucker mit 300 ml Wasser verabreicht. Beim zweiten Test wurden ihnen zusätzlich noch 100 g gebratene Opuntia Streptacantha gegeben. Danach wurde im Abstand von 30, 60, 120 und 180 Minuten der Zuckerwert im Blut

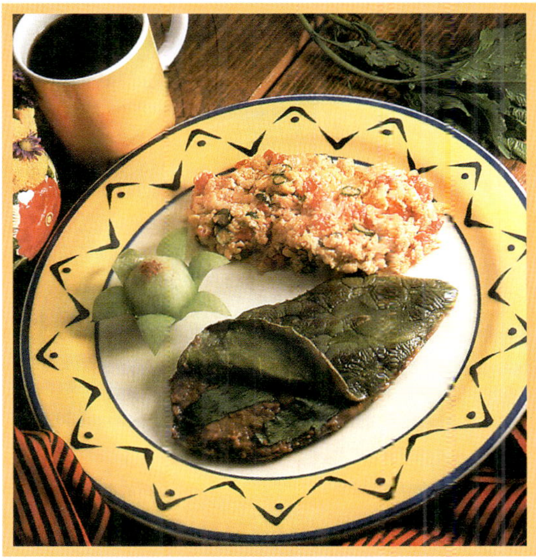

bestimmt. Das beeindruckende Ergebnis: Der Rückgang des Blutzuckerwerts nach der Einnahme der Opuntia Streptacantha, der bei 15 Patienten im Alter von 18 bis 27 Jahren erhoben wurde, war vom klinischen Standpunkt aus signifikant und lag zwischen 7 und äußerst beachtlichen 54,5 mg/dl.

Diese Ergebnisse lassen den Schluss zu, dass, ähnlich wie bei dem Diabetes Typ 2, die Opuntia Streptacantha ein Absinken des Blutzuckerspiegels bewirkt.

Aus diesem Grund kann der Feigenkaktus als diätetisches Hilfsmittel auch bei der Behandlung des Diabetes Typ 1 betrachtet werden.

Grundsätzlich ist freilich festzustellen, dass weder Pulver noch Tee, die aus den beiden Opuntienarten Ficus Indica und Streptacantha gewonnen werden, dazu angetan sind, Diabetes mellitus zu heilen. Es handelt sich dabei lediglich um Produkte, die einen sehr positiven Einfluss auf den Blutzuckerspiegel haben.

Wichtig ist zudem die Erkenntnis, dass Kuren auf der Basis von Weizenkleie, ungemahlenem Hafer und dem Extrakt aus dem Nopal aufgrund der darin enthaltenen großen Mengen an Ballaststoffen den Stuhlgang beschleunigen und so positiv auf den Cholesterin-Stoffwechsel einwirken, was zu einer dauerhaften Blutzucker senkenden Wirkung führt.

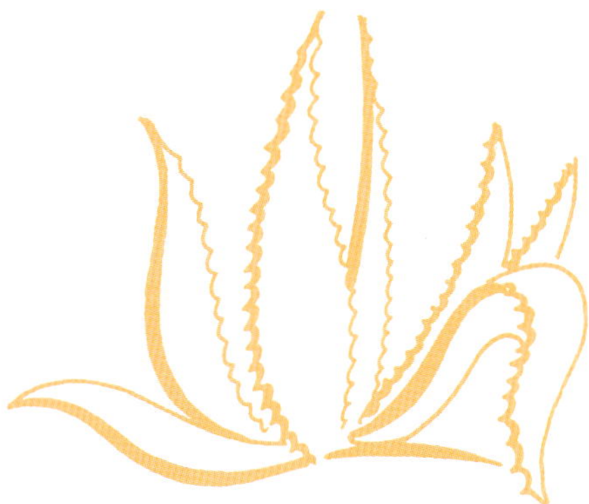

Eine Hilfe bei Krebs und auch bei drohendem Infarkt

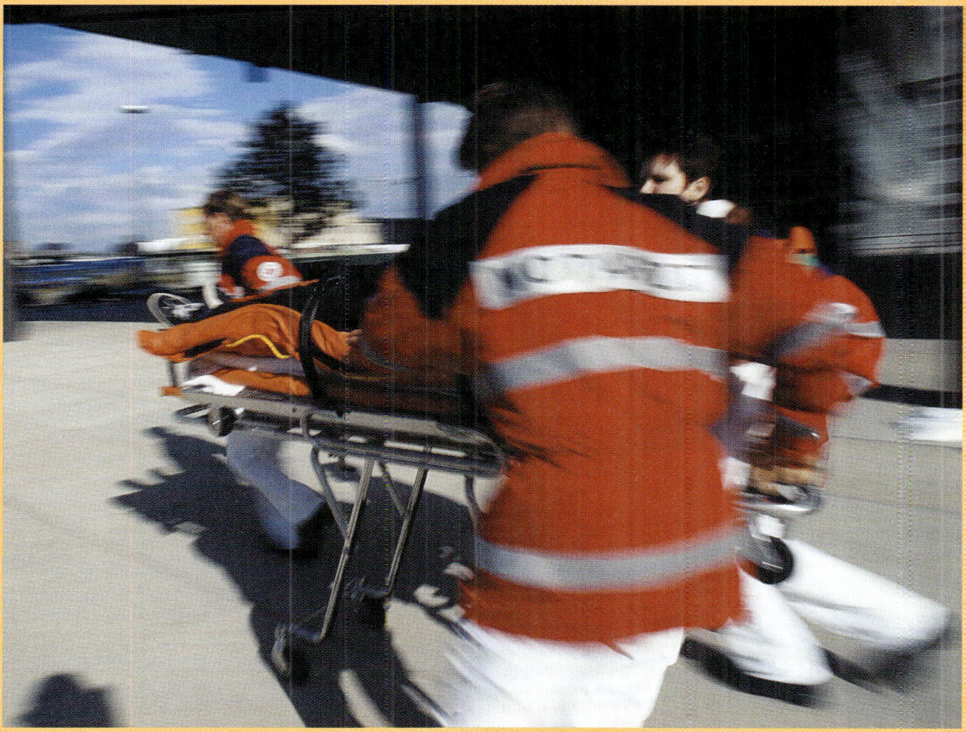

Fassen wir zusammen: Durch die Einnahme von Nopal-Produkten kann der Blutzuckerspiegel deutlich gesenkt werden. Dabei wird durch die Anregung von Leber und Bauchspeicheldrüse die körpereigene Produktion von Insulin angeregt, das wiederum den Zucker im Blut senkt und zudem die Verwertung des Zuckers in den Zellen verbessert.

Neben diesem medizinischen Hauptnutzen des Nopals kann aber auch ganz klar ein »angenehmer Nebeneffekt«, wie es Rafael Ibanez Camacho in seinem Interview nennt, erzielt werden: nämlich eine Gewichtsreduktion. Zudem konnte ein klares Absinken der Cholesterol- und Triglyceridwerte festgestellt werden.

Das sind die bekannten Wirkungen, die reichlich beschrieben wurden und die zum Teil auch mit wissenschaftlicher Literatur belegbar sind. Daneben gibt es aber auch noch andere Erfolge, die in Versuchsreihen nachgewiesen werden konnten.

Ihre wissenschaftliche Bestätigung steht zum Teil freilich noch aus. Der Grund: Die Nopal-Forschung war bislang hauptsächlich auf Mexiko und den südamerikanischen Raum begrenzt. Und in all diesen Ländern mangelt es an Geld für medizinische Grundlagenforschung. Und somit kann man so manche empirische Beobachtung nicht mit wissenschaftlichen Ergebnissen untermauern, sondern man muss sich auf eine logische Abfolge von Gedankenschritten verlassen.

Dies trifft etwa für die These zu, dass der Nopal das Immunsystem kräftigt. So liegt es klar auf der Hand, dass Hunderte jener Substanzen, die von den Pflanzen selbst zur Abwehr von Befall jeglicher Art genutzt werden, auch dem Menschen nützlich sein können. Tatsächlich konnte in Laborversuchen nachgewiesen werden, dass die Kraft der Opuntien das Wachstum von Tumoren zu verzögern vermag. Bei Ratten, bei denen eine Tumorbildung künstlich provoziert wurde, konnte die Bildung bösartiger Geschwülste durch die Verabreichung einer wässrigen Lösung aus der Opuntia maxima verzögert werden.

Auch wenn eine Heilung nicht erzielt werden konnte, so ist doch der Verlangsamungseffekt eine wichtige Entdeckung!

Krebs ist die eine Geißel, die andere heißt in der westlichen Zivilisation Herz-Kreislauf-Erkrankungen. Und auch diesen beugt der

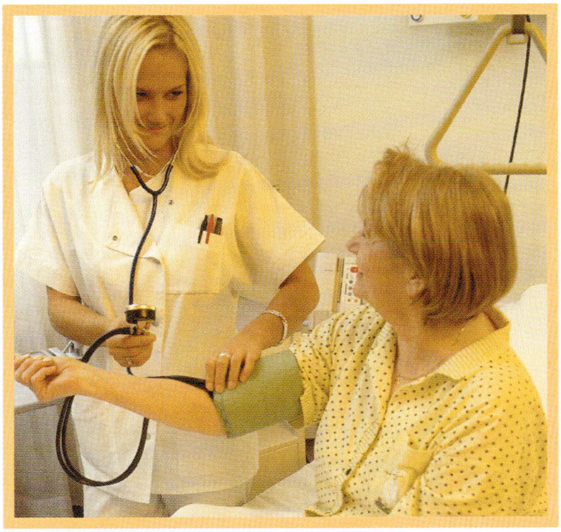

Nopal vor, allerdings, wie die Ernährungswissenschaftlerin Maria de la Luz Fernandez 1992 in Arizona nachwies, nur bei regelmäßiger Einnahme. Das Prinzip, das den Nopal auch zu einem Herz-Kreislauf-Tonikum macht, ist einfach. Der hohe Anteil an Pektin in der Pflanze bindet Gallensäuren – ein Abbauprodukt des Cholesterins.

Je mehr Gallensäuren gebunden werden, desto mehr Cholesterin wird abgebaut.

Fernandez kam auch zu dem Ergebnis, dass nach der exakten Analyse der Pektine, der Harze und Ballaststoffe die Kaktusfeige sogar noch günstigere Eigenschaften habe als der Apfel. Es sollte bei den Engländern also künftig lauten: »A Nopal a day, keeps the doctor away«.

Sinngemäß wiedergegeben: Nicht ein Apfel, sondern ein Nopal pro Tag erspart einem den Arzt.

Positiv ist auch die Wirkung der Opuntien auf das Harnsystem. Sehr rasch stellt sich nämlich der Erfolg bei Patienten ein, die an Blasenentzündungen leiden oder die Schmerzen beim Urinieren haben. Zudem wirkt der Nopal harntreibend und unterstützend bei der Ausscheidung überflüssiger Salze.

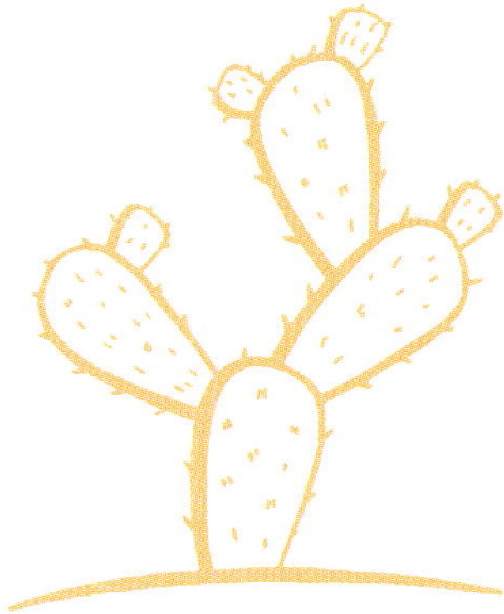

DOSIERUNG

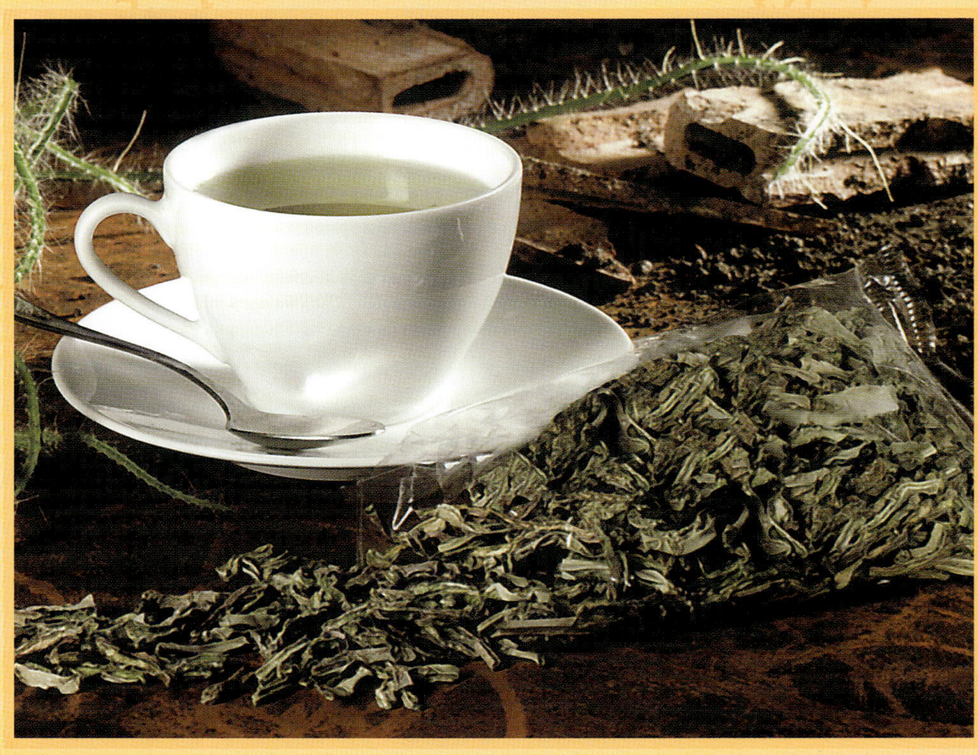

Tee: Einen gehäuften Teelöffel Nopal-Tee mit 1/4 Liter kochendem Wasser übergießen und 5 - 10 Minuten ziehen lassen (kann auch aufgekocht werden). Mehrere Aufgüsse möglich.

Die gekochten Teeblätter eignen sich für den Verzehr - als Gemüsebeilage in Salaten, Gemüsesuppen oder Aufstrichen.

Da die Nopal-Blätter sehr faserreich sind, besitzt Nopal im Gesamten eine ausgezeichnete entschlackende Wirkung.

Eine Tasse vor dem Frühstück auf nüchternen Magen um den Blutzucker zu regulieren.

Bei hohen Blutzuckerwerten (höher als 200 mg/dl) werden zwei Tassen empfohlen.

Eine Tasse nach dem Essen senkt die Blutfette und das Cholesterin.

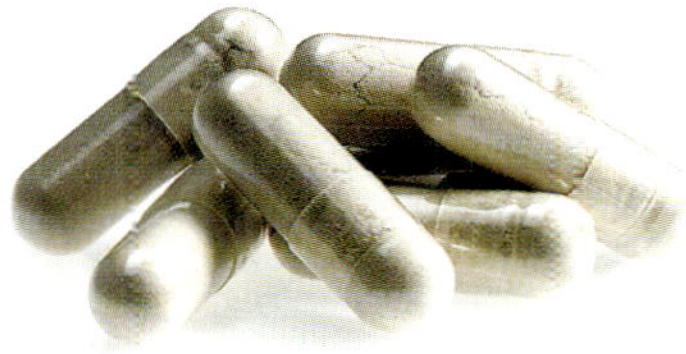

Kapseln: 1 bis 2 Nopal-Kapseln täglich mit reichlich Flüssigkeit zu den Mahlzeiten einnehmen.
Nebenwirkungen sind keine bekannt.

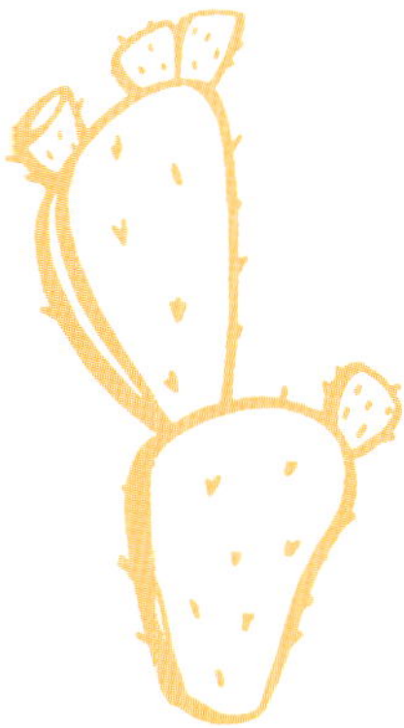

Cholesterin:
Lebenswichtige Substanz und vielen doch eine beständige Last

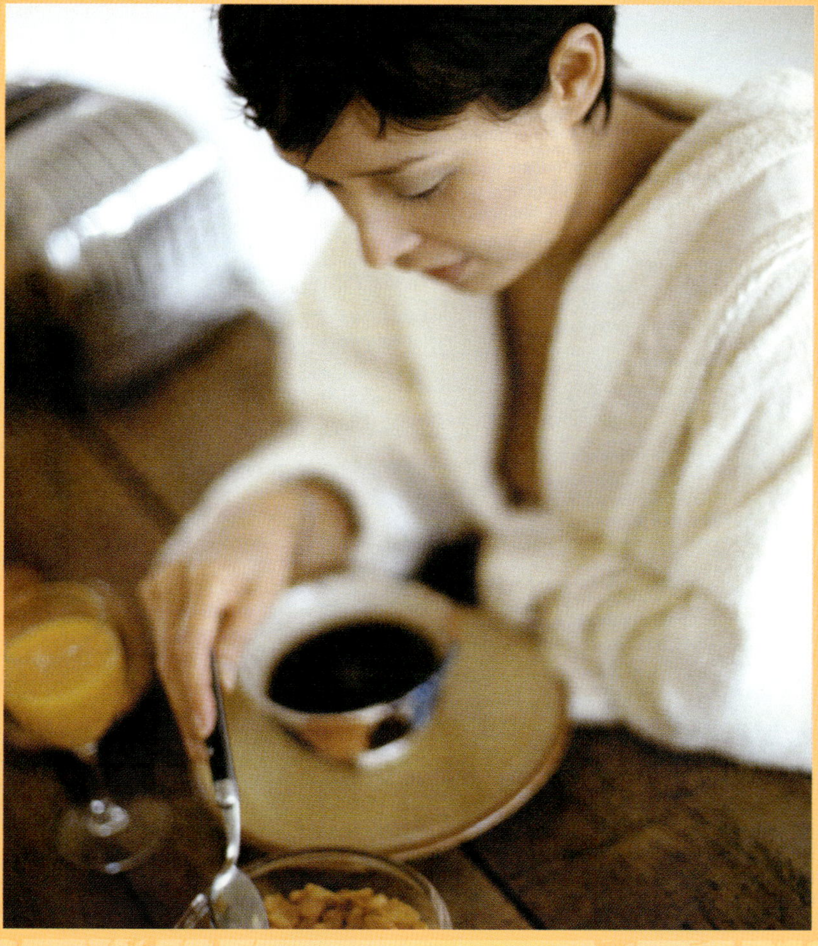

Cholesterin: lebenswichtige Substanz und vielen doch eine beständige Last.

Neben der Regulation des Blutzuckers vermag der Nopal auch überhöhte Cholesterinwerte deutlich zu senken.

Das Cholesterin stellt im Organismus eine wesentliche Grundsubstanz dar, die zum Aufbau von Zellwänden benötigt wird und die zugleich auch der Baustein für einige Hormone ist. Neben dieser nützlichen Funktion hat das Cholesterin aber auch eine schädliche Nebenwirkung: Diese besteht in der Ablagerung an den Wänden der Blutgefäße. So entstehen Gefäßverkalkungen, die bis zum Herzinfarkt oder Schlaganfall führen können.

Um dieser negativen Wirkung rechtzeitig vorzubeugen, ist es gut, gesättigte Fettsäuren, die man vor allem in den tierischen Fetten wie Butter oder Schweineschmalz findet, zu vermeiden. Denn diese erhöhen den Cholesterinspiegel besonders stark.

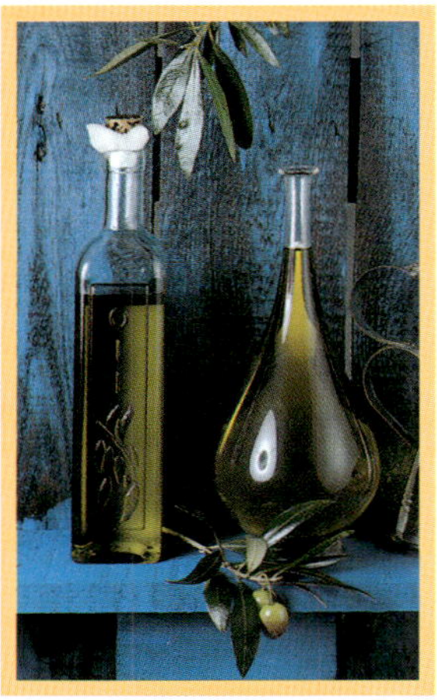

Vernünftig ist es, einfach ungesättigte Fettsäuren, wie sie etwa im Olivenöl vorkommen, zu bevorzugen. Denn diese vermögen den Cholesterinspiegel zu senken. Geradezu lebensnotwendig sind die mehrfach ungesättigten Fettsäuren, die besonders im Weizenkeim- oder Distelöl aber auch in Walnüssen, in Linsen und im Spinat vorkommen. Sie senken den Cholesterinspiegel besonders stark.

Das Cholesterin im menschlichen Organismus stammt vornehmlich aus der Nahrung, wobei es mit anderen Fetten aus dem Darm ins Blut aufgenommen wird, so wie aus der körpereigenen Produktion. Das heißt: Wenn aus der Nahrung kein Cholesterin aufgenommen wird, dann kann es der Körper auch selbst aufbauen.

Cholesterin ist nicht gleich Cholesterin

Der Volksmund unterscheidet zwischen dem »guten« und dem »schlechten« Cholesterin. Um den Unterschied deutlich erkennen zu können, werfen wir einen Blick auf den Cholesterin-Fettstoffwechsel: Cholesterin ist im Wasser nicht aufzulösen und kann deswegen auch im Blut nicht transportiert werden. Deswegen wird es von der Leber in »Fett-Eiweiß-Pakete«, so genannte Lipoproteine, verpackt. Diese werden wiederum anhand ihrer Größe, Dichte und dem Fett-Eiweiß-Anteil in mehrere Gruppen eingeteilt, wobei für uns vor allem das »schlechte« LDL-Cholesterin und das »gute« HDL-Cholesterin relevant sind.

Die Low Density Lipoproteine (LDL) sind schlechte Transporteure von Cholesterin. Das Cholesterin wird auf seinem Weg abgegeben und bleibt liegen und kann so zum

Teil an den Wänden der Arterien abgelagert werden. Die logische Konsequenz daraus: Je mehr LDL sich im Blut befindet, desto schneller entwickelt sich eine Arteriosklerose. Dazu kommt bei vielen Patienten, dass sie zum hohen LDL-Spiegel auch noch andere Risikofaktoren (wie Tabakkonsum oder Bluthochdruck) haben, die Gefäßerkrankungen beschleunigen.

Die Normalwerte für den Blutspiegel am Gesamtcholesterin betragen bei Personen unter dem 20. Lebensjahr weniger als 160 mg/dl, ab dem 20. Jahr unter 200 mg/dl. Werte, die darüber liegen, werden als risikoreich eingestuft.

Bei der Bestimmung des Blutcholesterin-Spiegels wird zunächst der Gesamtwert bestimmt: zählt ein Patient aber zur Risikogruppe, werden LDL und HDL getrennt analysiert. Für diese beiden Substanzen gilt: Das HDL sollte bei Männern nicht unter 35 mg/dl, bei Frauen nicht unter 45 mg/dl liegen. Der LDL-Spiegel ist unter 130 mg/dl im Normbereich, keinesfalls sollte er aber über 160 mg/dl liegen. Werte über 250 mg/dl Gesamtcholesterin und über 160 mg/dl LDL stellen bereits ein sehr hohes Risiko dar, an Arteriosklerose zu erkranken.

Bei dem zum Teil mühsam zu führenden Kampf gegen überhöhte Werte gilt es doch zu bedenken: Eine Cholesterinsenkung um einen einzigen Prozentpunkt reduziert das Risiko, eine Herz-Kreislauf-Erkrankung zu erleiden, bereits um zwei Prozent.

Der Gegenspieler zum LDL ist das »gute« HDL, das den Abtransport von Cholesterin aus den Zellen und den Gefäßwänden beschleunigt. Von ihm wird das Cholesterin zurück in die Leber transportiert und dort zu Gallensäuren abgebaut.

Wegen der negativen Auswirkungen, die ein zu hoher Cholesterinspiegel nach sich ziehen kann, werden viele Menschen ängstlich und stellen ihre Nahrung radikal auf pflanzliche Produkte um, die kein Cholesterin enthalten.

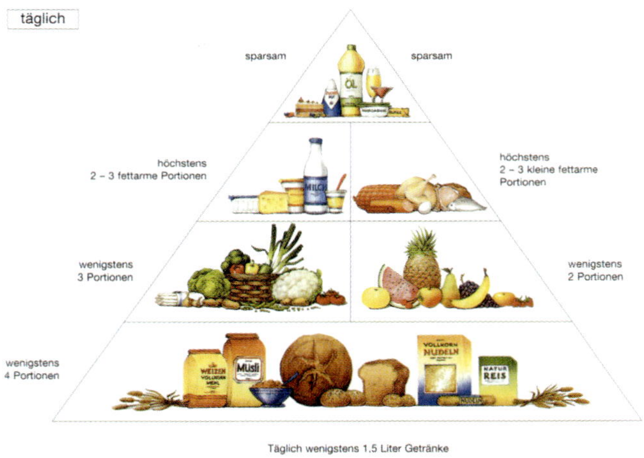

Ernährungspyramide: Man sieht deutlich, von welchen Nahrungsmitteln man viel, von welchen weniger und von welchen man nur ganz wenig essen sollte.

Jede Einseitigkeit auf Dauer schafft Defizite und stellt eine Gefahr für die Gesundheit dar.

Dies ist aber nicht notwendig, da die gesündeste Ernährung noch immer die abwechslungsreiche ist. Vernünftig und sinnvoll ist eine Mischkost, da es keine Lebensmittel gibt, in denen alle Nährstoffe entsprechend unserem täglichen Bedarf enthalten sind. Dies trifft nur auf die Muttermilch in den ersten Lebenswochen zu. Jede Einseitigkeit auf Dauer schafft Defizite und stellt eine Gefahr für die Gesundheit dar.

Nehmen Sie täglich mindestens 200 g Gemüse zu sich, wobei Kartoffeln auch dazugezählt werden. Weiters sollte man 1 bis 2 Stück Obst und eine Portion Salat von mindestens 75 g verspeisen. Die Marinade sollte fettarm sein.

Getreideprodukte sollte man täglich konsumieren. Und das in Form eines Müslis, eines Vollkornbrots oder als Vollkornteigwaren. Produkte aus stark ausgemahlenen Mehlsorten, wie Semmeln oder Nudeln zählen nicht. Fleisch sollte nicht öfter als zwei Mal wöchentlich genossen werden, dafür sollte häufig Fisch, (bevorzugt Seefisch) am Speisezettel stehen.

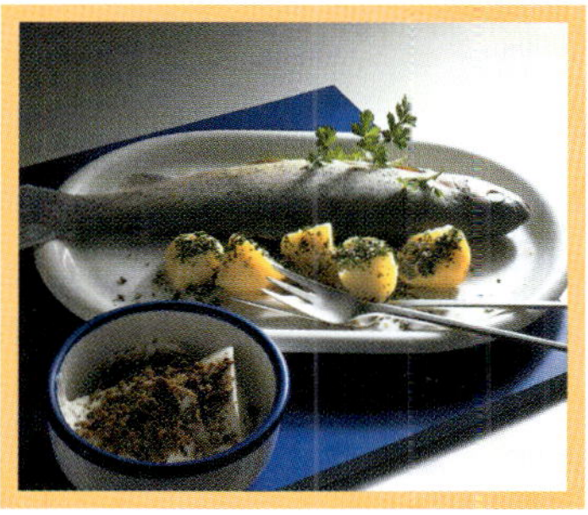

Der Nopal, der über einen außerordentlich hohen Anteil an Pektin verfügt, ist also im Kampf gegen zu hohes Cholesterin interessant. Maria de la Luz Fernandez, Ernährungswissenschaftlerin an der Universität von Arizona, bestätigt: ›Das Pektin des Nopals zerstört das LDL-Cholesterin und stärkt das HDL-Cholesterin. Damit übertrifft der Nopal bei weitem das Pektin des Apfels«.

Analyseergebnisse

Die von Univ.-Prof. Michael Murkovic, Professor am Institut für Lebensmittelchemie und -technologie an der Technischen Universität Graz, erstellte Analyse von Hando-Nopal-Kapseln und Hando-Nopal-Tee ergab folgende Werte (g/100 g):

	Kapseln	Tee
Fett	0,84	0,18
Stickstoff	0,54	2,27
Wasser	3,46	1,37
Ballaststoffe	50,00	30,50
β-Carotin	1,90	6,90
Kalium	2,40	5,40
Kalzium	3,00	1,40
Protein	3,38	14,20
Kohlenhydrate	36,90	47,00
Energiegehalt kcal	169,00	245,00
Energiegehalt kJ	706,00	1030,00

Nopal – die »Wunderwaffe« aus der Naturapotheke

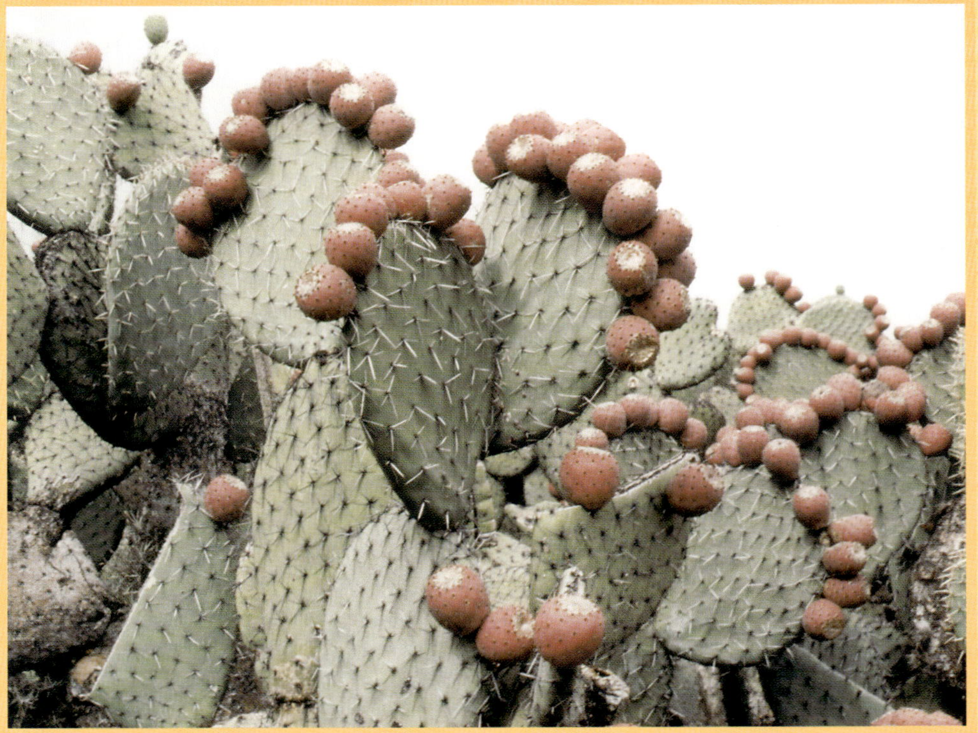

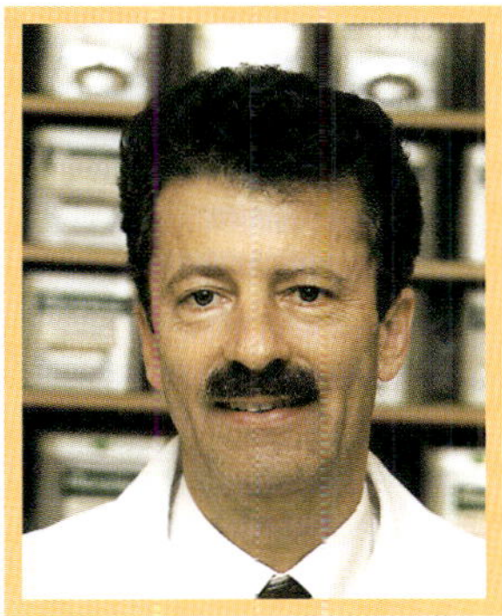

Interview mit PROF. MAG. PHARM. BERND MILENKOVICS

Zur Person: Bernd Milenkovics, Jahrgang 1947, Sponsion zum Magister der Pharmazie 1973. Seit 1980 Inhaber der ältesten Apotheke von Graz, der »Adler Apotheke« am Hauptplatz und seit 1990 auch des Kräuter- und Reformhauses »Wurzelsepp«. Seit 1985 Vorsitzender des Kneipp-Aktiv-Clubs Graz und seit 1989 Präsident des Österreichischen Kneippbundes, der größten privaten Gesundheitsorganisation Österreichs. 2001 wurde Mag. Milenkovics der Berufstitel Professor verliehen.

Was ist der Nopal aus der Sicht des Pharmakologen?

MILENKOVICS: Beginnen wir mit der Klassifizierung der Pflanze selbst, dann muss man festhalten: Der Nopal, der vornehmlich in Mexiko, aber auch im Südwesten der Vereinigten Staaten vorkommt, gehört zur Familie der Kakteen. Wenn wir näher differenzieren, so müssen wir zwischen der Opuntia Ficus Indica und der Opuntia Streptacantha unterscheiden, wobei letztere intensiver erforscht ist und wegen ihres höheren Faseranteils auch als die wirkungsvollere Spezies angesehen wird.

Worin liegt nun die Heilwirkung?

MILENKOVICS: Der Nopal enthält zum einen sehr viel Vitamin C, dessen heilsame Wirkung hinlänglich bekannt ist.

Dazu kommen aber auch noch 17 essenzielle Aminosäuren, außerdem ein hoher Anteil an Pektin sowie ein Pflanzenschleim, der auch als Sekret oder Muzilago bezeichnet wird.

Diese Substanzen sind für das Verdauungssystem sehr förderlich. Zudem hat der Nopal eine ganz ausgezeichnete Wirkung auf das Drüsen- und Nervensystem und kräftigt auch das Immunsystem.

Das ist ein breites Wirkungsgebiet, wie ist dies aber im Einzelnen zu sehen, etwa bei der Gewichtsreduktion?

MILENKOVICS: Der Nopal liefert dem Körper pflanzliche Proteine, die helfen, Flüssigkeiten aus dem Gewebe in den Blutkreislauf zurückzuführen. Dadurch werden Flüssigkeitsansammlungen im Gewebe verhindert.

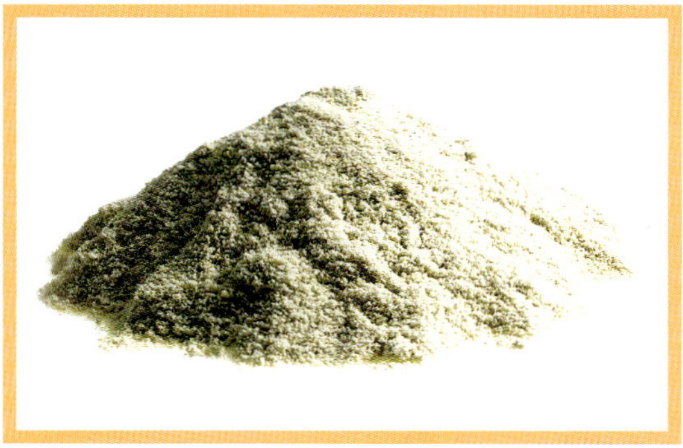

Ein wichtiger Tipp: Wenn Sie den Nopal in Pulverform zu sich nehmen, dann ist es notwendig, dass Sie viel trinken: Tee, Wasser oder Fruchtsäfte, nicht aber Alkohol. Erst dadurch können die im Pulver enthaltenen Fasern im Darm aufquellen und Flüssigkeit aufnehmen. Trinken Sie nichts, wird das Pulver wirkungslos ausgeschieden.

Und wie funktioniert dies bei der Regulation des Blutzuckers?

MILENKOVICS: Der Nopal oder zumindest einige seiner Substanzen stärken die Leber und auch die Bauchspeicheldrüse. Dadurch wird die Feinabstimmung des Insulins erhöht und die Bewegung von Glukose vom Blut in die Körperzellen reguliert. Die Verdauung von Kohlenhydraten wird verlangsamt, was in weiterer Folge auch die Insulinproduktion verlangsamt.

Wie hat man sich die Wirkung in Bezug auf das Cholesterin vorzustellen?

MILENKOVICS: Die Aminosäuren aber auch die Fasern der Pflanze sowie das Niacin (B_3) verhindern die Umwandlung von überschüssigem Blutzucker in Fett. Dabei werden die gesamten Triglycerid- und die so genannten »schlechten« LDL-Cholesterin-Werte gesenkt, indem das Fett und die Fettsäuren abgebaut und die überschüssigen Gallensäuren ausgeschieden werden. Wissenschaftliche Studien belegen aber auch eindrucksvoll, dass das Niacin hilft, das »schlechte« LDL-Cholesterin in »gutes« HDL-Cholesterin umzuwandeln. Und dieses wiederum senkt die Risiken einer Herzerkrankung.

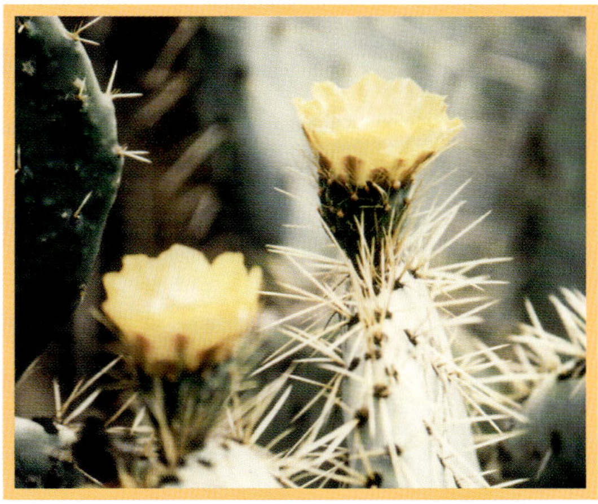

Nach der Analyse der Anwendungsgebiete noch einmal zurück zur Pflanze. Wie wird aus ihr Tee bzw. Pulver gewonnen?

MILENKOVICS: Sind die Blätter einmal geschnitten (die beste Zeit dazu ist außerhalb der sommerlichen Regenzeit, denn in dieser ist der Nopal zu sehr verwässert), dann werden sie getrocknet, zerschnitten und zermahlen. Aus 1.000 kg getrockneten Nopal-Schnitzeln erhalten sie rund 800 kg Pulver. Beim Tee ist es ähnlich. Nach der Ernte werden die Blätter etwa sechs Tage lang bei 60 Grad C getrocknet, wobei sie dreimal täglich von Hand umgedreht werden müssen. Werden die Blätter an der Sonne getrocknet, dann bekommt der Tee durch Oxidation eine schwarze Farbe. Verliert er in Trockenkammern oder bloß im Schatten seine Flüssigkeit, behält er eine hellere Farbe.

Wenn ich den Tee nun bei Ihnen kaufe, was raten Sie mir in Bezug auf die Zubereitung. Welche Menge brauche ich bei regelmäßiger Einnahme in einem Monat?

MILENKOVICS: Mit dem Nopal-Tee können Sie sparsam umgehen, denn Sie können ihn mehrfach aufgießen, über Nacht sollten Sie ihn allerdings nicht stehen lassen.

Generell rate ich zu einer Tasse pro Tag, wobei er vor dem Frühstück eingenommen, den Blutzucker senkt.

Nach dem Essen hingegen verstärkt er seine Wirkung in Bezug auf den Fettabbau. Bei Zuckerwerten von mehr als 200 mg/dl rate ich allerdings zu zwei Tassen pro Tag. Auf die Blutzirkulation wirkt sich der Nopal-Tee, den man fünf Minuten ziehen lässt, immer günstig aus, egal ob er vor oder nach der Mahlzeit genossen wird.

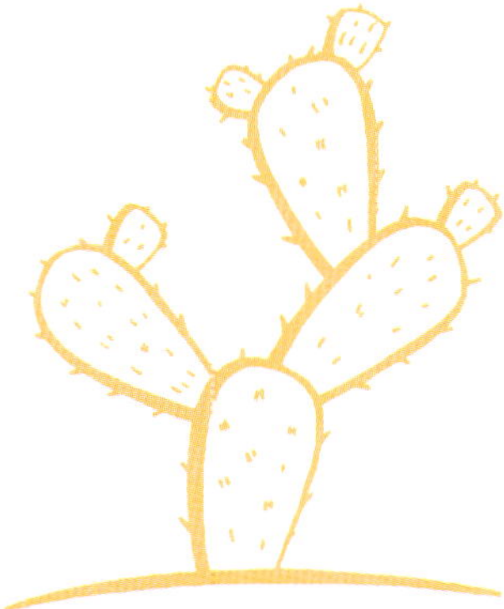

Der biologische Anbau des Nopals ist der natürliche

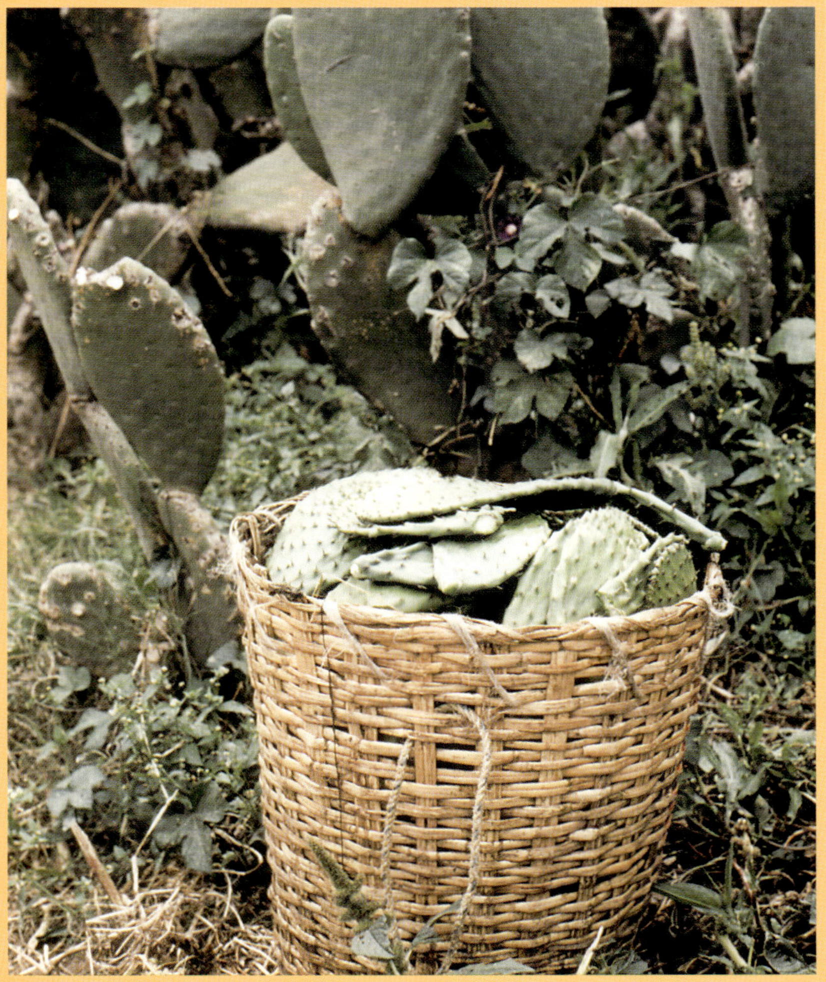

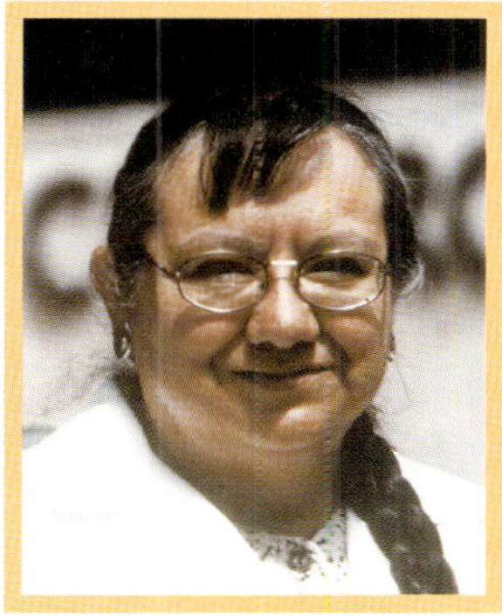

Interview mit DR. ABIGAIL AGUILAR CONTRERAS

1948 in Puebla/Mexiko geboren. Studierte Biologie an der UNAM Universität in Mexico City. Gründerin und Leiterin des ersten Herbariums für Heilpflanzen in Mexiko und ganz Lateinamerika (Herbario Medicinal del IMSS). Sie gibt Kurse für praktische Ärzte über traditionelle Medizin- und Pflanzenheilkunde. Frau Contreras arbeitet in der Forschung für Ethnobotanik und hat 20 Diplomarbeiten und drei Doktorarbeiten betreut. Sie ist Mitglied zahlreicher wissenschaftlicher Organisationen. Sie betreut wissenschaftliche Untersuchungen über Nopal hinsichtlich der Gattungsbestimmung der einzelnen Nopal-Arten.

Internationale Pharmakonzerne, aber auch Regierungen melden international geltende Verwertungsrechte auf heilsame Pflanzen an. Ist dies auch beim Nopal der Fall?

CONTRERAS: Nein. Und die Antwort dafür ist ganz einfach. Wir haben es mit etwa 120 Arten des Nopals zu tun und nur drei von ihnen, nämlich die Opuntia Streptacantha, die Opuntia Ficus Indica und die Opuntia Megacantha, sind bisher überhaupt erst auf ihre medizinische Wirkweise untersucht worden. Und zwar geschah dies in Mexico City im Centro Medico an der renommierten Unam-Universität sowie in Larassa und in Guadaljara. Aber auch bei diesen Untersuchungen konnten die chemischen Substanzen, die die bekannten Heilwirkungen des Nopals bewirken, noch nicht isoliert werden. Im Klartext: Bekannt sind die Wirkungen, nicht aber deren biologische Verursacher. Deswegen kann man auch noch keine Patente anmelden.

Dazu kommt, dass auf Grund eines allgemeinen Geldmangels auch alle diese Forschungsvorhaben eingestellt wurden.

Unter welchen Bedingungen wachsen die Pflanzen heran, deren Blätter zur medikamentösen Weiterverarbeitung bestimmt sind? Anders gefragt: Gibt es auch in Mexiko eine biologische Anbauweise?

CONTRERAS: Die Frage nach dem biologischen Anbau ist berechtigt, wenn man die spätere medizinische Nutzung des Nopals im Auge hat. Wer aber Mexiko kennt, der weiß, dass der Nopal geradezu wie Unkraut wächst und dass eine Düngung nichts bringen würde, denn die Pflanze wächst auch so sehr rasch. Dazu kommt, dass die Bauern gar nicht das Geld aufbringen könnten, teure synthetische Düngemittel einzukaufen. Das bedeutet, dass wir es in allen Fällen mit einer naturnahen Produktion zu tun haben. Aus der Sicht der Biologin muss ich aber zu Ihrer Ausdrucksweise noch eine Richtigstellung anbringen. Das, was Sie fälschlicherweise als Blatt bezeichnen, ist streng botanisch gesehen ein Teil des Astes. Im Spanischen wird dies als Pencas oder auch als Tallo bezeichnet. Und das eigentliche Blatt wäre das, was Sie unter dem Stachel des Nopals verstehen.

Das ist freilich nur eine botanische Feinheit, die sprachlich weltweit leider nicht beachtet wird.

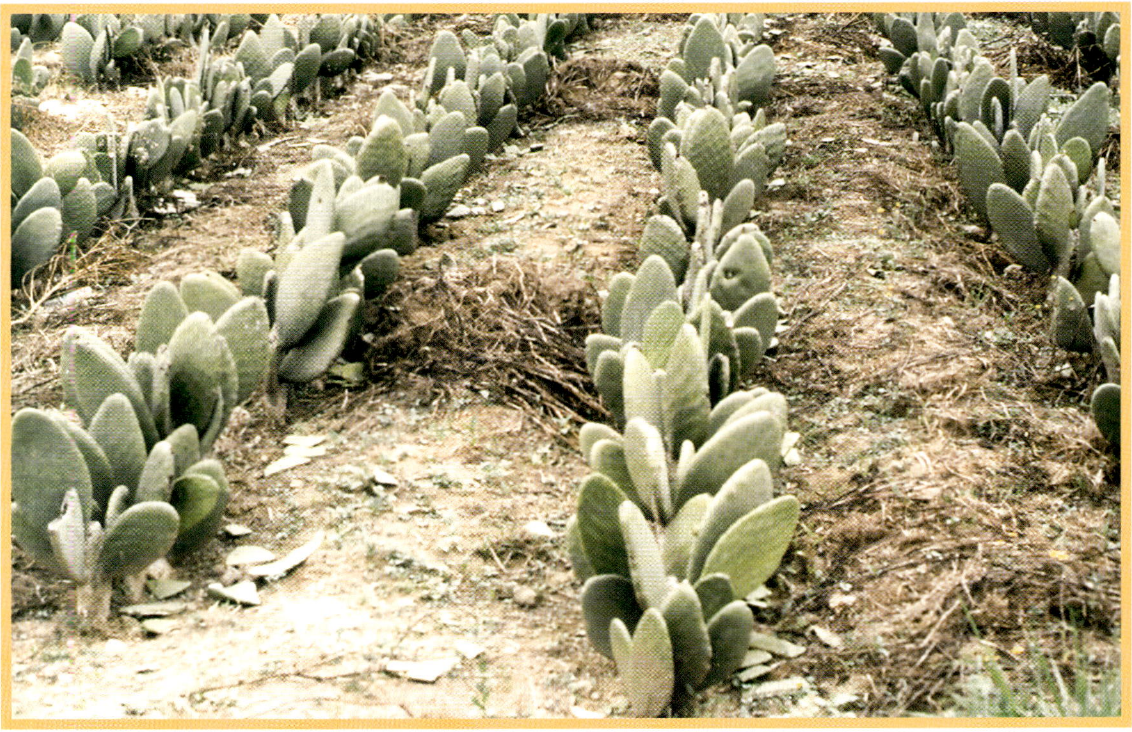

Welche Bestandteile des Feigenkaktus werden verarbeitet? In welchem Alter geschieht dies und mit welcher Technik?

CONTRERAS: Verarbeitet werden nur die Pencas und zwar in einem Alter zwischen ein und zwei Jahren. Erst werden sie mit Macheten abgeschlagen, dann werden die so genannten Stacheln abgekratzt. Sind diese so stark, dass dies nicht mehr möglich ist, werden sie abgebrannt. Danach werden die Pencas mehrfach gewaschen, geschnitten, getrocknet und frisch auf den Markt gebracht oder zu Pulver oder auch zu Tee weiter verarbeitet.

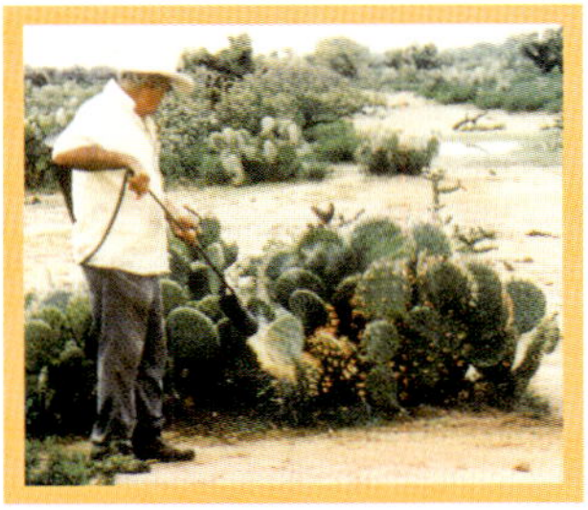

Es gibt zahlreiche Feigenkakteen. Sind diese alle gleich reich an kräftigenden Substanzen – egal, ob sie im mediterranen Raum, in Nordafrika oder im Hochland von Mexiko gedeihen? Wie wirken sich unterschiedliche Bodenverhältnisse, klimatische Bedingungen und topografische Eigenheiten auf den Gehalt der Pflanze aus?

CONTRERAS: Wie bereits erwähnt, gibt es zahlreiche Arten des Nopals. Von denen sind einige genießbar. Nicht alle haben aber dieselbe heilende Wirkkraft in sich. Diese hängt sehr wohl von der Zone ab, in der die Pflanze wächst. Eine zu trockene Gegend behindert das Wachstum, eine zu feuchte lässt in die Pencas zu viel Saft einschießen. Auch das ist nicht gut, denn das führt zu einer Art Verwässerung. Am besten gedeiht der Nopal deshalb in den semiariden Zonen im Norden Mexikos. Natürlich ist auch die Bodenbeschaffenheit sehr wichtig. So weit wir es bislang erforschen konnten, zeigen die Kaktusfeigen, die auf vulkanischen Böden wachsen, die besten Ergebnisse. Zu Ihrer Frage nach dem Wert der Pflanze in anderen Erdteilen: Dieser ist sehr unterschiedlich. Wir haben hier in Mexiko Nopal aus dem asiatischen Raum untersucht, der gar keine heilenden Wirkstoffe in sich trug.

Nun ist der Feigenkaktus auch in Europa als Heilmittel auf dem Markt. Ist er in Mittelamerika nicht auch ein Nahrungsmittel, von dem wir sagen würden, es sei ein »gesundes Lebensmittel«? Und: In welcher Form und wie zubereitet bereichert er die mexikanische Küche von heute?

CONTRERAS: Nopal als Nahrungsmittel im Sinne einer Haupternährung zu betrachten wäre falsch. Man kann sich vom Nopal allein nicht ernähren, wie Sie sich in Europa auch nicht allein von Salaten verköstigen. Man kann ihn aber als einen sehr gesunden Nahrungszusatz bezeichnen, der in unserer Landesküche einmal zu Suppe verkocht, dann durchaus auch gebraten und als Nachspeise zubereitet wird.

Der angenehme Nebeneffekt des Nopals:

Die Reduktion des Körpergewichts

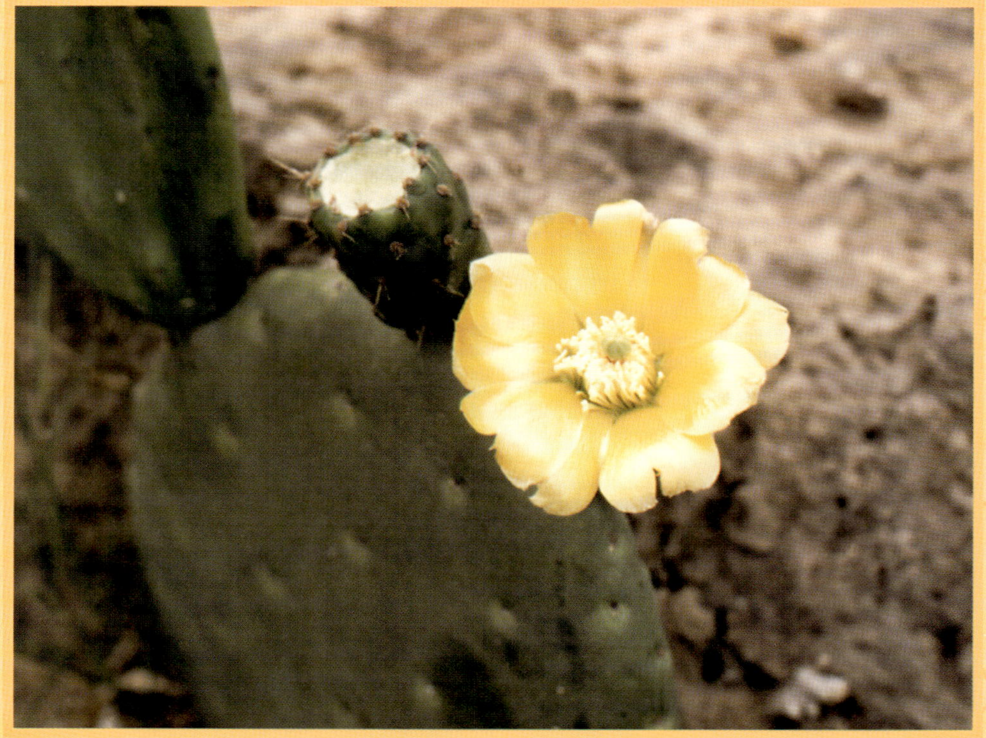

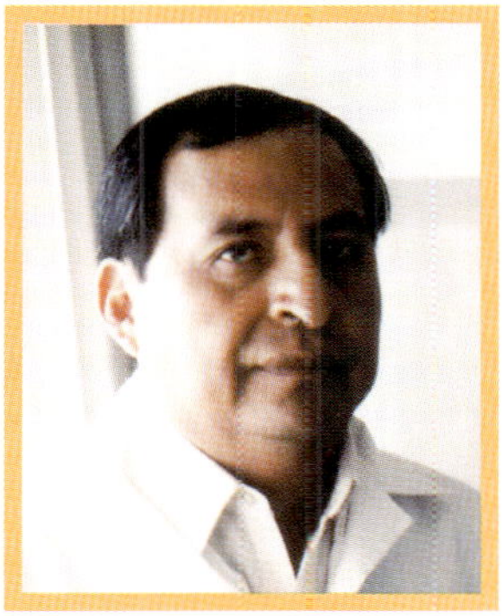

Interview mit DI RAFAEL IBANEZ-CAMACHO

DI Rafael Ibanez-Camacho, Jahrgang 1950, hat an der staatlichen Universität UNAM in Mexico City von 1971 – 1975 Chemie studiert, war Assistent für wissenschaftliche Forschung im Pharmabereich und hat seine Zusatzausbildung in organischer Biochemie 1978 abgeschlossen. Er war Teilnehmer internationaler Kongresse zum Thema »Nopal«. In diesem Bereich hat er auch wissenschaftlich publiziert.

Es ist hinlänglich bekannt, dass der Nopal eine Reihe von heilenden Wirkungen hat. Die Frage ist nur, auf Grund welcher Zusammensetzung kann die Pflanze diese entfalten?

CAMACHO: Diese Frage zu beantworten ist nicht ganz leicht, denn die in den 80er-Jahren durchgeführten Forschungen haben diesbezüglich noch keine Ergebnisse erbracht. Und seitdem konnte aus Geldmangel kaum mehr wissenschaftlich gearbeitet werden. Ich bin aber der Meinung, dass es mir als Chemiker – bei ausreichenden Forschungsmöglichkeiten – gelingen müsste, jene chemischen Substanzen zu extrahieren, die für die Blutzucker regulierende Wirkung, aber auch für die Senkung der Blutfette und des Cholesterins verantwortlich sind.

Es sind allein in Mexiko etwa 110 verschiedene Opuntien bekannt. Entfalten diese alle dieselbe Wirkung?

CAMACHO: Nein, keineswegs. Ganz im Gegenteil. Die einzelnen Arten unterscheiden sich in ihrer Zusammensetzung sehr deutlich voneinander. Auch kommt es auf den Standort der Pflanze an, auf welchem Boden sie gedeiht, in welcher Höhe und wie viel Sonneneinstrahlung sie bekommt. Ein Beispiel: Der Ficus Indica, der aus Milpa Alta stammt, hat zum Beispiel wenig Sekretabsonderung, die wir als Muzilago bezeichnen. Und diese ist pharmazeutisch gesehen wichtig. Zudem weist die Pflanze dort auch nur relativ wenige Stacheln auf, weswegen sie auch vornehmlich als Nahrungsmittel verwendet wird. Zugleich wissen wir von Opuntien-Arten, die aus dem Fernen Osten stammen, dass sie keine medizinische Wirkung haben.

Soll das heißen, dass wir überhaupt nichts vom Nopal wissen, außer, dass er hilft?

CAMACHO: Ganz so ist das nicht. Was auf jeden Fall gesichert behauptet werden kann, ist, dass der Nopal einen sehr hohen Faseranteil hat. Er kann bis zu 81 Prozent des Trockengewichts ausmachen und liegt somit deutlich höher als bei jeder anderen bekannten Pflanze. Dieser Faseranteil hat deutliche Auswirkungen auf die Verdauung. Durch die Verbesserung der Verdauung wird auch das Körperfett reduziert.

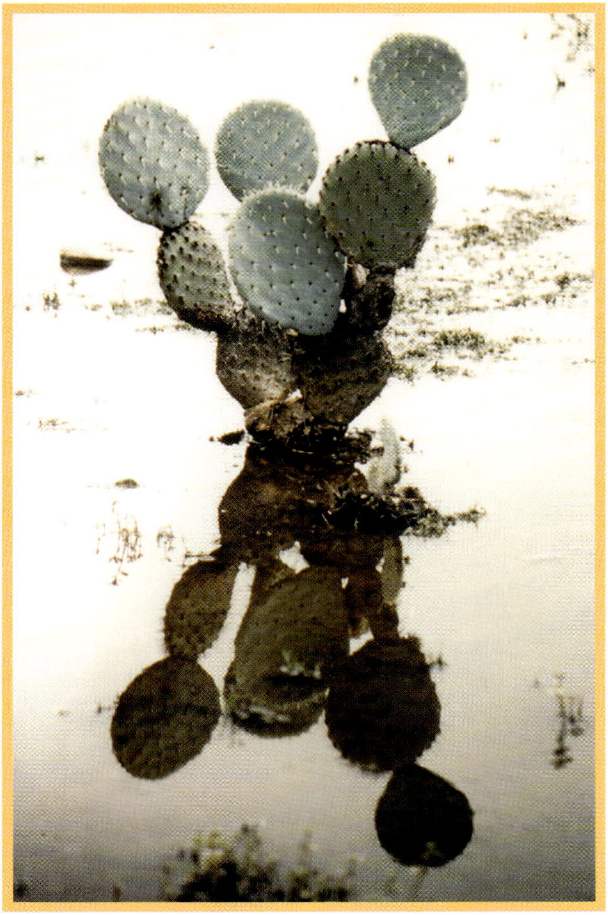

In den USA nimmt man den Nopal auch nicht so sehr wegen der Cholesterin senkenden Wirkung, sondern hauptsächlich wegen der Fettverbrennung.

Dabei sind zweierlei Faktoren entscheidend. Zum einen muss man Produkte einer Nopal-Art mit einem sehr hohen Anteil an Muzilago zu sich nehmen und zum anderen muss man bei der Einnahme des Nopal-Pulvers viel trinken.

Und zwar nicht Kaffee oder Alkohol, sondern ausschließlich Wasser, Tee oder Fruchtsäfte.

Denn nur durch die Zufuhr von ausreichend Flüssigkeit kann das Muzilago aufquellen und so seine Wirkung entfalten.

Bei zu geringer Flüssigkeitszufuhr wird es wirkungslos wieder ausgeschieden.

Wie hat man sich das konkret vorzustellen?

CAMACHO: Die Fasern im Nopal bewirken eine Kontraktion des Darms und das Muzilago bläht ihn wieder auf. Und dabei nimmt es im Darm Kohlenhydrate und Fette auf. Und diese brauchen nun vom Körper nicht mehr verdaut zu werden. Das ist dann der Abnehmeffekt.

Hat der Nopal nun so viel von diesem Muzilago in sich?

CAMACHO: Nein, dieses Sekret selbst macht in der Pflanze nur wenige Prozente aus. Aber es hat die Fähigkeit, ungeheure Mengen an Flüssigkeit zu speichern.

Bedeutet dies, dass man den Nopal also bevorzugt während der Regenzeit erntet, wenn sein Sekret mit Wasser aufgebläht ist?

CAMACHO: Nein, genau das Gegenteil ist der Fall. Zwar kann die Ernte des Nopals prinzipiell das ganze Jahr hindurch erfolgen, es ist aber von Vorteil ihn dann zu schneiden, wenn er wenig Muzilago hat oder das Sekret stark ausgetrocknet und somit konzentriert ist. Und das ist im Winter.

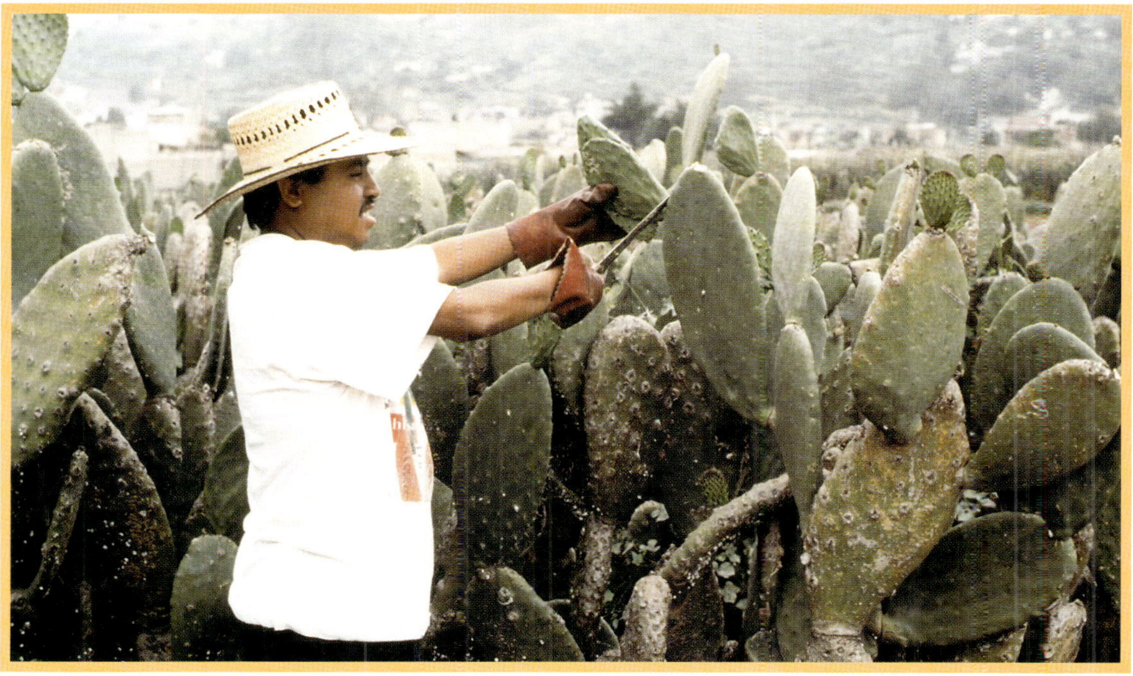

Der Nopal tut in jedem Fall gut

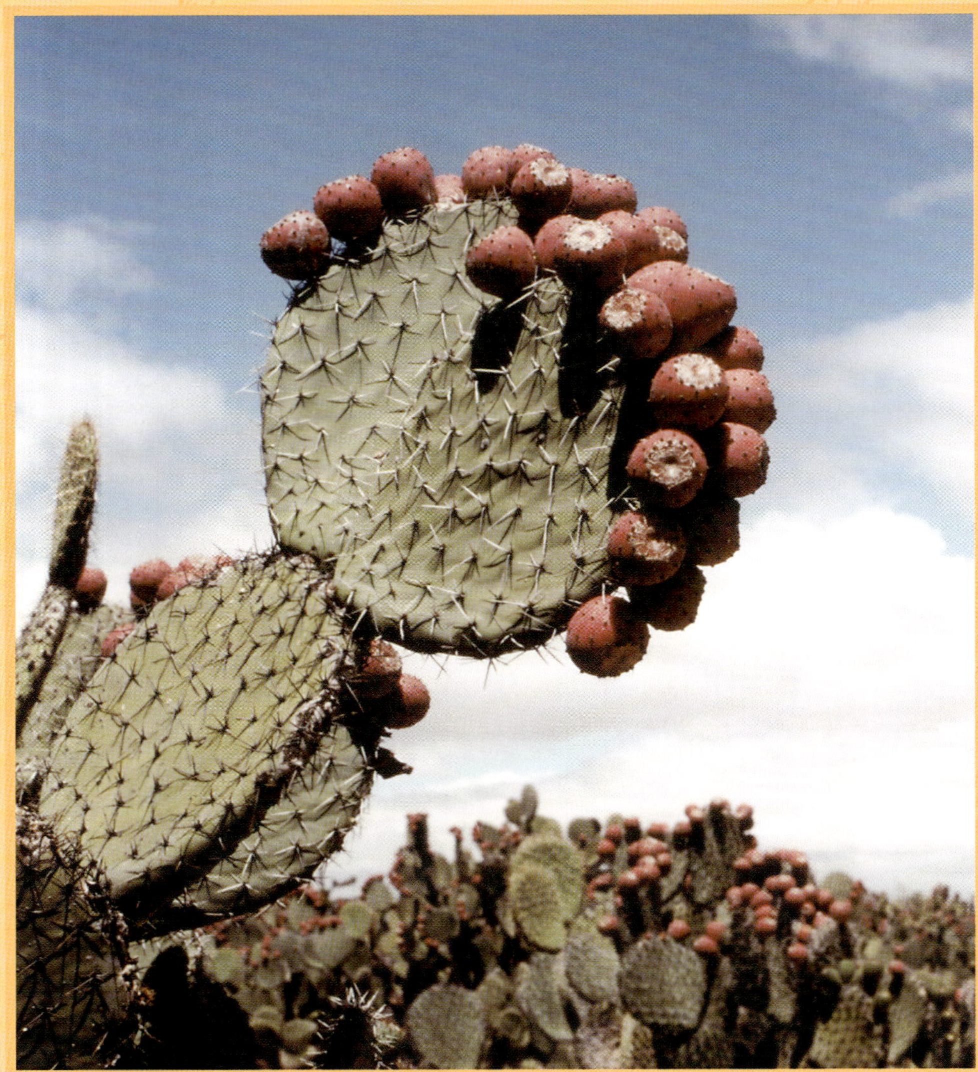

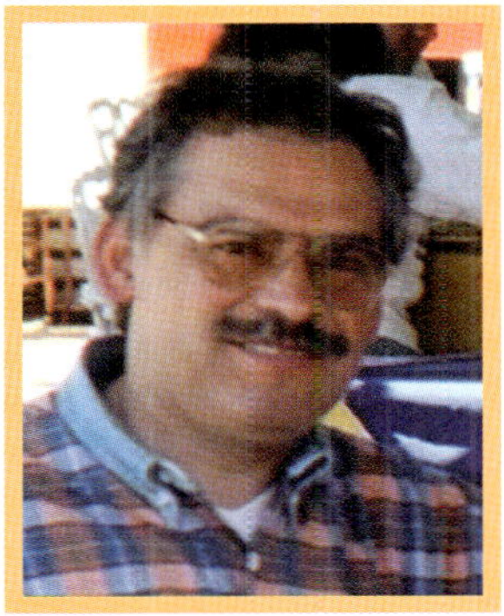

Interview mit DR. ALBERTO CARLO FRATI-MUNARI

Dr. Alberto Carlo Frati-Munari, geboren 1943 in Italien, hat seine Fachausbildungen zum Internisten und später zum Chirurgen an der staatlichen Universität UNAM in Mexico City abgeschlossen. Nach jahrelanger Tätigkeit als Notfallsmediziner und Internist und als ärztlicher stellvertretender Direktor der Klinik »La Raza« arbeitet Munari seit dem Vorjahr nun als Direktor für Qualitätskontrolle im Gesundheitsministerium. Zudem hält er noch an der Universität UNAM Vorlesungen im Bereich innere Medizin. Als Universitätslehrer hat er auch zahlreiche wissenschaftliche Publikationen vorzuweisen.

Sie haben als Internist jahrelang Erfahrung mit dem Nopal gesammelt. Aus der Sicht eines Praktikers: Was kann er, was kann er nicht bewirken?

MUNARI: Bis jetzt ist zumindest einmal der Beweis erbracht, dass die Einnahme von Produkten des Feigenkaktus – vor dem Essen mindestens zehn Tage lang – zu einer Verringerung des Körpergewichts führt und dadurch der Cholesterol-, der Glukose- und der Insulinanteil im Blut sinken. Derzeit untersucht man auch, ob der Feigenkaktus »antidiabetische« Substanzen enthält oder ob es sich um ein ballaststoffreiches Nahrungsmittel handelt, das den Hunger reduziert und dem Körper beim Ausscheiden überflüssiger Stoffe hilft.

Aber wie diese Untersuchungen auch ausgehen – Sie tun sich in jedem Fall einen Gefallen, wenn Sie zum Frühstück statt eines Kaffees mit Milch, reichlich weißem Zucker und zwei Semmeln lieber Produkte des Feigenkaktus zu sich nehmen.

Das wird Ihnen gut tun, ob Sie nun Diabetiker sind oder nicht.

Zeigt der Nopal bei einer Einnahme über einen längeren Zeitraum irgendwelche Nebenwirkungen?

MUNARI: Wir haben an unserer Klinik einen relativ radikalen Test durchgeführt: Wir haben einer Reihe von Patienten mit unterschiedlicher Ausgangsposition, also solchen, die mit dem Blutzucker Probleme hatten und solchen, die dieses Krankheitsbild nicht aufwiesen, Nopal in Kapselform verabreicht. Und zwar haben wir ihnen bis zu dreißig Stück pro Tag gegeben. Das Ergebnis: Es war in keinem Fall eine Unverträglichkeit oder waren irgendwelche Nebenwirkungen festzustellen.

Warum haben Sie den Nopal Ihren Patienten in Pulverform verabreicht, wenn die Pflanze bei Ihnen in Mexiko doch so leicht frisch zu haben ist?

MUNARI: Ich verstehe den Hintergrund Ihrer Frage. Sie meinen, dass Sie in Mitteleuropa das Pulver nur nehmen, weil der Nopal bei Ihnen nicht wächst und deswegen in frischem Zustand nur schwer erhältlich ist. Da gehen Sie von falschen Voraussetzungen aus. Auch wir verabreichen ihn als Pulver und der Grund dafür ist ein einfacher. Um über frische Blätter die gewünschte medizinische Wirkung zu erzielen, müsste ein Patient täglich bis zu

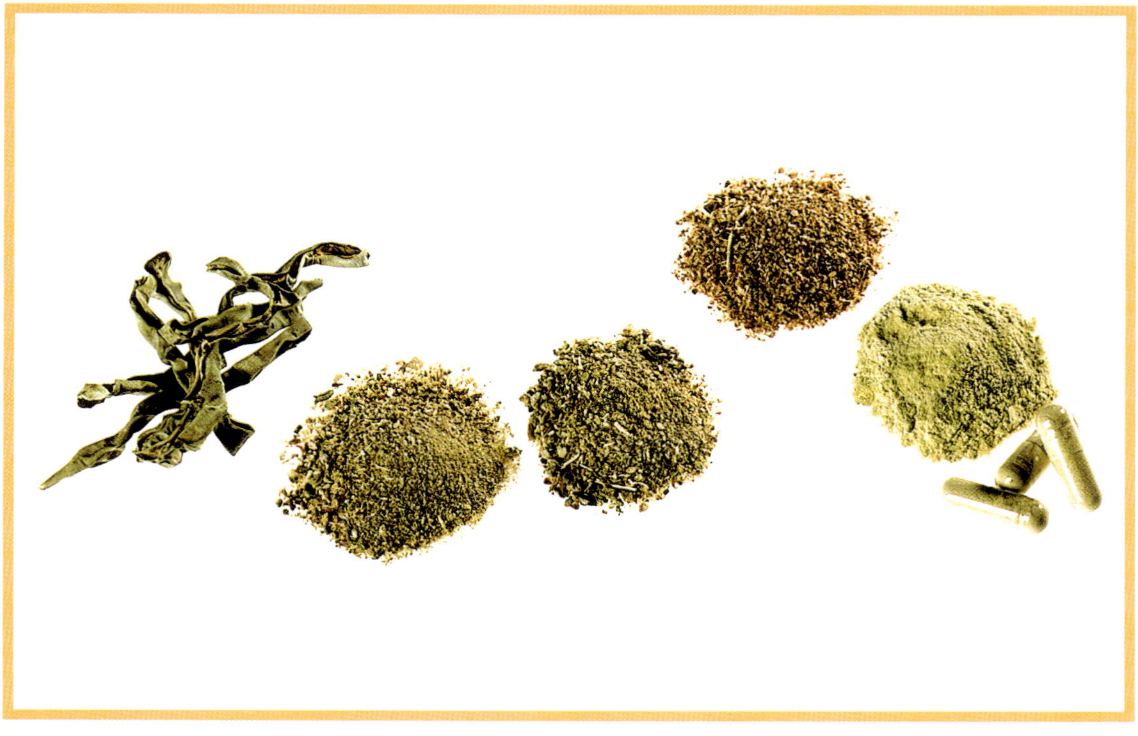

200 Gramm einnehmen. Nachdem das kaum jemand in dieser Menge über einen längeren Zeitraum tut, greifen auch wir zum konzentrierten Pulver. Wobei man noch ergänzen muss, dass der Nopal seine optimale Wirkung ohnehin nicht im rohen Zustand, sondern im gebratenen entfaltet. Das haben lange Versuchsreihen eindeutig ergeben.

Gibt es in Bezug auf das Alter der Patienten, die den Nopal einnehmen, eine Einschränkung?

MUNARI: Nein, keineswegs. Man muss nur wissen, dass er bei Kinderdiabetes keine wirkliche Wirkung entfaltet. Sonst ist er aber vollkommen altersunabhängig und kann auch von Patienten im fortgeschrittenen Alter bedenkenlos eingenommen werden. Es sind ja keine Nebenwirkungen bekannt.

Wem raten Sie also zur Einnahme von Nopal-Produkten?

MUNARI: Die erste Zielgruppe sind natürlich Menschen, die einen zu hohen Blutzucker haben, die aber noch kein Insulin spritzen müssen. Da der Feigenkaktus aber nicht nur den Blutzucker senkt, sondern auch die Triglyceride und das Cholesterin, sei er auch jenen Menschen als natürlicher Helfer empfohlen, die in diesen Bereichen Schwierigkeiten haben. Aber das Wichtigste ist, dass der Nopal nicht nur lindernd, sondern durch die allgemeine Kräftigung der Bauchspeicheldrüse auch vorbeugend wirkt. Man kann mit ihm ganz sicher einem drohenden Altersdiabetes vorbeugen. Zudem will ich Ihnen noch etwas sagen, was von mir bisher nur beobachtet, aber noch nicht erforscht worden ist: Der Nopal entfaltet auch bei Gastritis-Patienten eine tolle Wirkung.

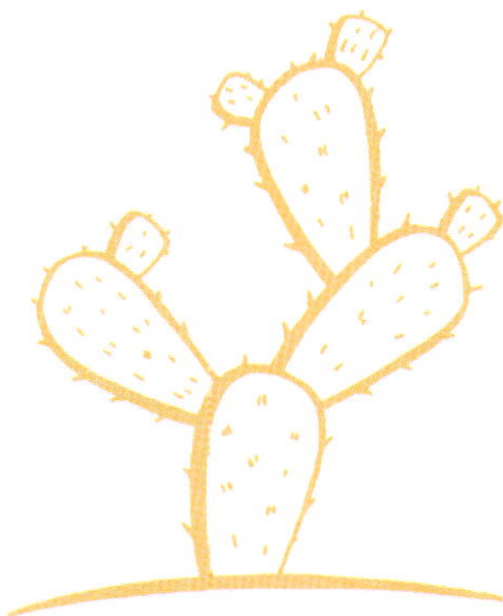

Hilfreich im Kampf gegen das »böse« Cholesterin

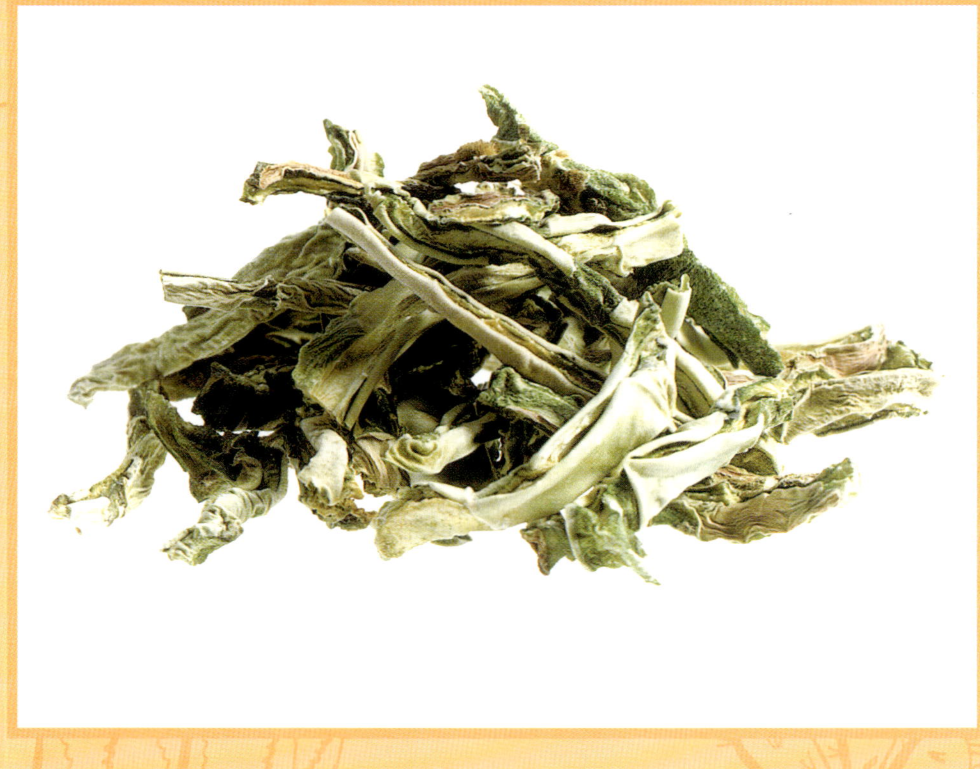

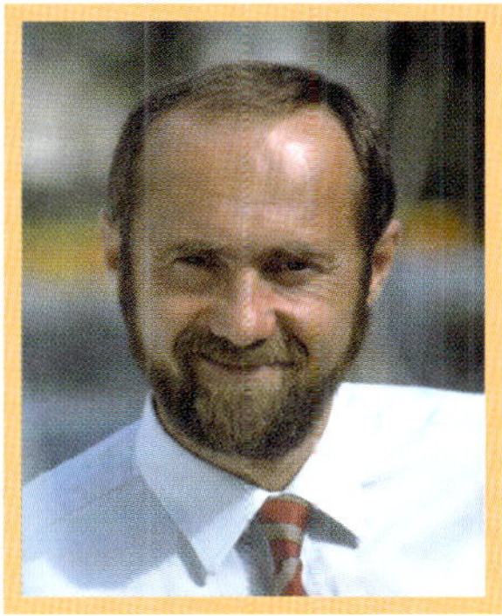

Interview mit DR. WOLFGANG EXEL

Prof. Dr. med. Wolfgang Exel ist Chef der Gesundheitsabteilung der Kronen-Zeitung, der größten Tageszeitung Österreichs und eine der größten Europas. Außerdem ist er als praktischer Arzt intensiv in der Gesundheitsvorsorge tätig.

Wenn wir von den positiven Wirkungen des Nopals bei Diabetes sprechen, dann gilt es zu fragen, bei welchem Erkrankungstyp er seine Heilkraft entwickelt?

EXEL: Grundsätzlich reden wir vom so genannten Typ-2-Diabetes oder, wie er im Volksmund auch bezeichnet wird, dem »Alterszucker«. Genauso wie beim Typ-1-Diabetes besteht auch hier eine erbliche Vorbelastung, nur kann man ihn – im Gegensatz zum Typ 1 – sehr gut über den Lebensstil beeinflussen. Das heißt, dass es zunächst einmal gilt, Übergewicht abzubauen und die vom Arzt empfohlenen Broteinheiten dringend und ganz strikt einzuhalten. Dabei ist es grundsätzlich vorteilhaft, mehrfach am Tag kleine Portionen zu sich zu nehmen, um die ohnehin schwache Bauchspeicheldrüse nicht mit einer einzigen Mahlzeit zu sehr zu überlasten. Außerdem ist es wünschenswert Stress abzubauen, denn auch dieser spielt beim Typ-2-Diabetiker eine ganz wesentliche Rolle. Und nachdem Menschen, die an Diabetes leiden, häufig auch übergewichtig sind, ist es auch angebracht, die überflüssigen Kilo abzubauen.

Nun zeigt der Nopal, wenn man ihn vor dem Frühstück auf nüchternen Magen einnimmt, eine deutlich den Blutzucker regulierende Wirkung. Nimmt man ihn allerdings nach dem Essen, etwa in Form einer Tasse Tee zu sich, dann vermag er die Blutfette abzusenken. Wie ist das medizinisch zu verstehen?

EXEL: Auch bei den Blutfetten müssen wir grundsätzlich von einer erblichen Neigung ausgehen. Wenn wir aber von Blutfetten reden, dann müssen wir zwischen dem Cholesterin und den Triglyceriden unterscheiden.

Das Cholesterin reagiert vornehmlich auf die Zufuhr von tierischem Fett und nicht so sehr auf pflanzliches. Die Triglyceride wiederum steigen durch vermehrte Zunahme von Kohlenhydraten. Das ist auch der Grund, weswegen man sich bei Süßigkeiten einschränken sollte. Auch ist es bei außerhalb der Norm befindlichen Triglyceridwerten dringend empfohlen, das Rauchen zu unterlassen. Und doch muss man dem Leser klar machen: Das Cholesterin ist an sich nicht eine »böse« Substanz. Ganz im Gegenteil. Es wird vom Körper auch selbst produziert und stellt die chemische Basis der meisten Hormone, so auch des Sexualhormons, dar.

Warum ist das Cholesterin dann so in Verruf gekommen?

EXEL: Das ist einfach. Man muss nämlich zwischen dem »guten« und dem »bösen« Cholesterin unterscheiden. Das »böse«, auch mit dem wissenschaftlichen Kürzel LDL bezeichnet, lagert sich in den Blutgefäßen ab und beginnt diese langsam aber doch sehr beständig zu verengen. Die oft dramatischen Wirkungen durch verengte Blutgefäße sind hinlänglich bekannt. Das »gute« Cholesterin, das so genannte HDL, vermag derartige Ablagerungen sogar zu verhindern. Vom LDL sollte der Wert unter 150 mg/dl liegen. Ist aber ein Patient bereits vorgeschädigt, etwa durch einen Herzinfarkt, dann ist ihm anzuraten, darauf zu achten, dass sein LDL-Wert nicht über 100 mg/dl ansteigt. Um diesen Wert konstant niedrig zu halten, helfen nur eine gnadenlose Diät, eine klare Medikation durch den behandelnden Arzt und natürlich auch die Einnahme von Nopal-Produkten.

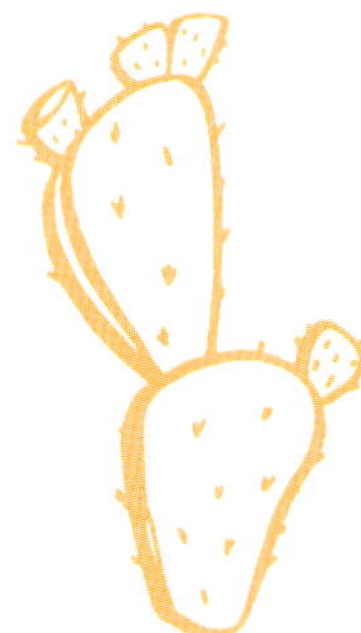

Von feinstem Geschmack

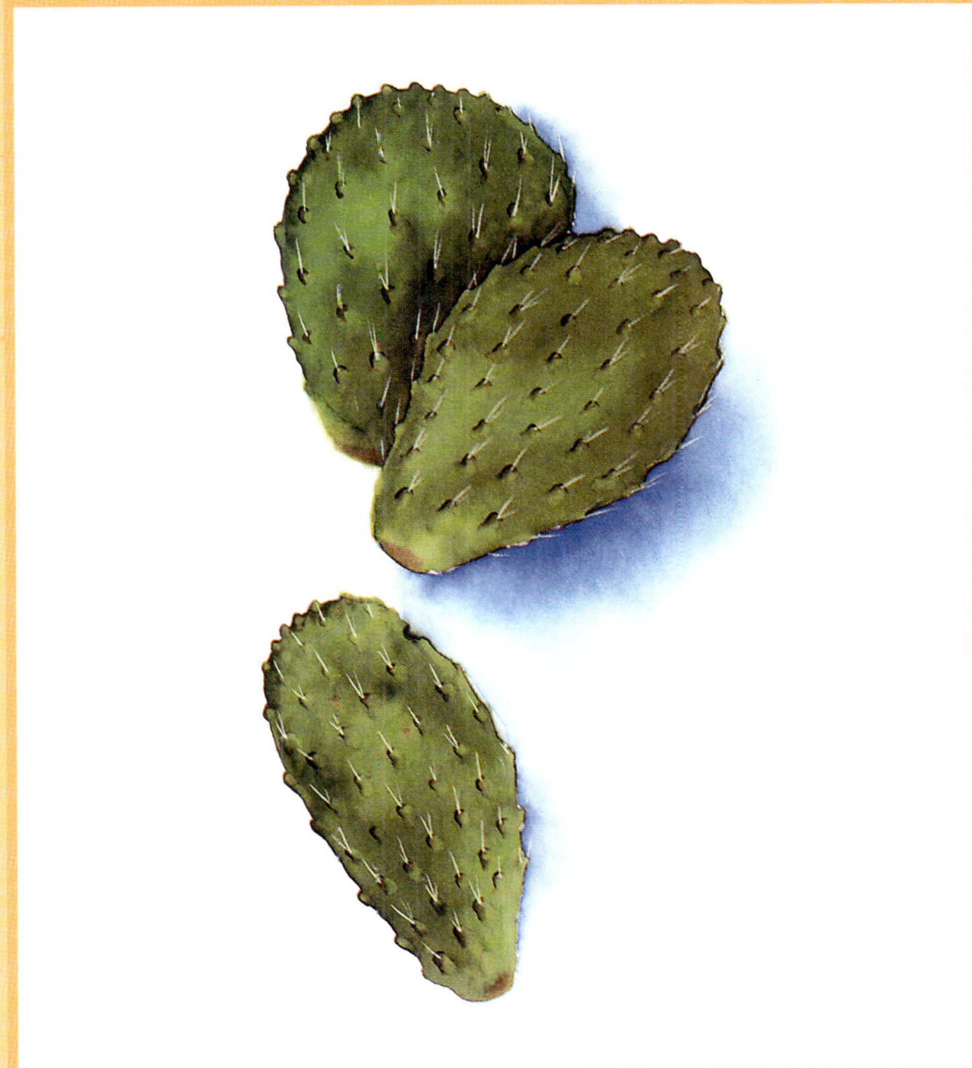

Es hat seit der Eroberung Mexikos im Jahre 1519 gut 350 Jahre gedauert, bis die Spanier den Nopal nicht nur wegen seiner Cochenillelaus, sondern auch wegen seines kulinarischen Wertes zu schätzen begannen. Im »Nuevo cocinero mexicano en forma de diccionario« aus dem Jahr 1888, einem mexikanischen Kochbuch, finden sich jedenfalls erstmals sechs Rezepte mit jungen Nopales. Und zwar handelt es sich um einen Salat, um Blätter in Essig und Öl, um solche, die in Marinade eingelegt worden sind, um Nopal mit Tomatensoße und um einen »portugiesischen Nopal«. Letzterer ist nichts anderes als die mexikanische Frucht, die mit viel Knoblauch versetzt worden ist.

Um Ihnen ein wenig den Geschmack des Nopals zu vermitteln, haben wir nachstehend einige einfach nachzukochende Rezepte zusammengestellt. Es wird Ihnen auffallen, dass die Vielfalt der zuzubereitenden Speisen außergewöhnlich groß ist. Sie reicht von gebratenem Nopal bis hin zu karamellisierten Kaktusblättern. Zudem wird Nopal zu Marmelade verkocht und auch zu »ate«, einem dickflüssigen Getränk, gepresst. Auch werden aus ihm Branntwein und Essig erzeugt.

Tipp:

Noch ist es schwierig, in Mitteleuropa frische Kaktusblätter zu bekommen. Eingelegte Nopales im Glas gibt es in mexikanischen Spezialgeschäften.

In Österreich kann man frische Kaktusblätter in Spezialgeschäften für mediterrane Küche in Wien rund um den Naschmarkt kaufen.

Nopal-Suppe

für 6 Personen

Zutaten:
1,5 l Wasser
250 g Nopales
500 g Garnelen
500 g Tomaten
2 Knoblauchzehen
1 kleine Zwiebel
1 EL Öl
1 Ei

Zubereitung
ca. 30 Minuten

Nopales in Salzwasser aufkochen lassen, abziehen und in Streifen schneiden; die Garnelen leicht aufkochen; Tomaten, Zwiebel und Knoblauchzehen kurz rösten und dann passieren, mit Wasser verdünnen; Nopales hineingeben und 15 Minuten kochen lassen; Ei über die Suppe gießen; Suppe mit den Garnelen als Einlage servieren.

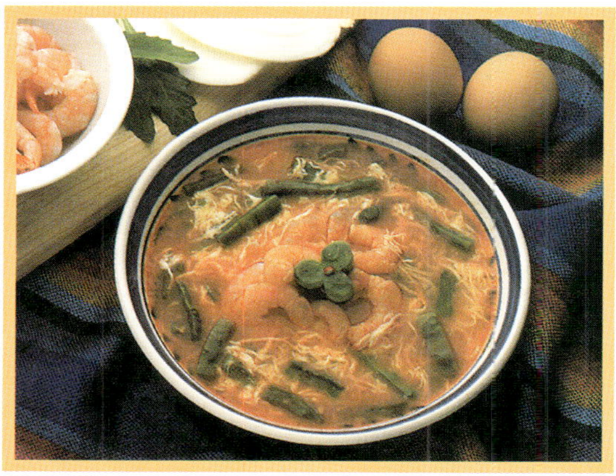

Nopal-Gemüsesuppe

für 6 Personen

Zutaten:
1,5 l klare Suppe
300 g Nopales
500 g Gemüse
500 g Tomaten
50 g Butter
50 g geriebener Käse
2 Chili, Salz, Pfeffer
2 Knoblauchzehen, 2 kleine Zwiebeln

Zubereitung
ca. 20 Minuten

Nopales in Salzwasser aufkochen lassen, abziehen und in Stücke schneiden; das Gemüse bissfest kochen; Tomaten, Zwiebeln und Knoblauchzehen kurz mit Butter rösten und dann passieren; Nopales, Gemüse, Tomaten mit klarer Suppe aufkochen lassen; mit Salz und Pfeffer würzen; Suppe mit Chili und Käse als Einlage servieren.

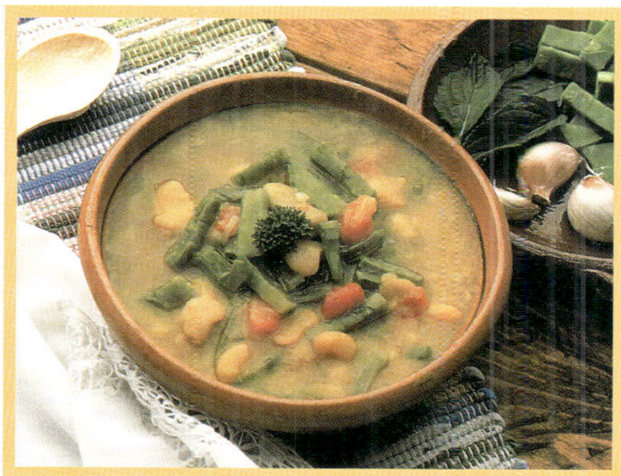

Nopal-Salat

für 6 Personen

Zutaten:
500 g Nopales
2 EL gehackte Zwiebel
2 EL Koriander
3 gehackte grüne Chili
200 g gehackte Tomaten
4 EL Öl
2 EL Essig
6 junge Zwiebeln
1 geschälte Tomate
100 g frischer Käse
Salz

Zubereitung
ca. 20 Minuten

Nopales in Salzwasser kochen, abseihen und in Würfel schneiden; Nopales, Zwiebeln, Koriander, Chili und Tomate in einer Schüssel mit Essig, Öl und Salz verrühren; Salat mit Zwiebelringen, Tomaten und Käse garnieren.

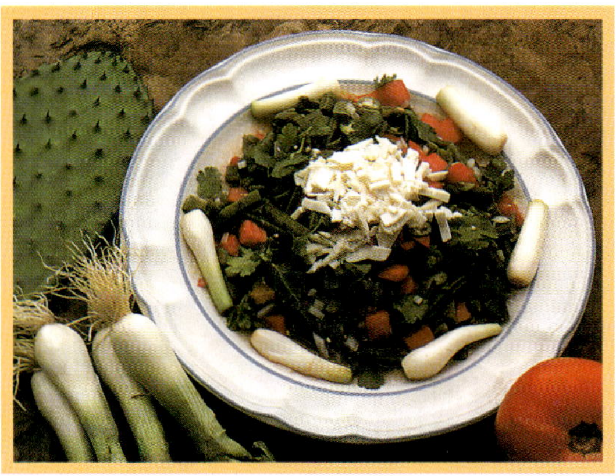

Nopales mit Tunfischsalat

für 6 Personen

Zutaten:
500 g Nopales
2 Dosen Tunfisch
500 g Tomaten
1 EL Koriander
2 gehackte gelbe Chili
4 EL Öl
2 EL Essig
1 Zwiebel
1 Avocado
Salz

Zubereitung:
ca. 15 Minuten

Nopales in Salzwasser kochen, abseihen und in Würfel schneiden;
Nopales, Zwiebel, Koriander, Chili und Tomaten in einer Schüssel mit Essig, Öl und Salz verrühren; Tunfisch in kleinen Stücken dem Salat zugeben; mit Avocadostreifen garnieren.

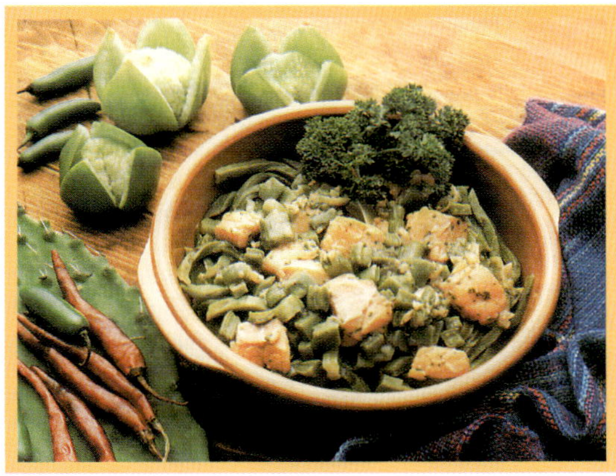

Nopal in der Hautpflege

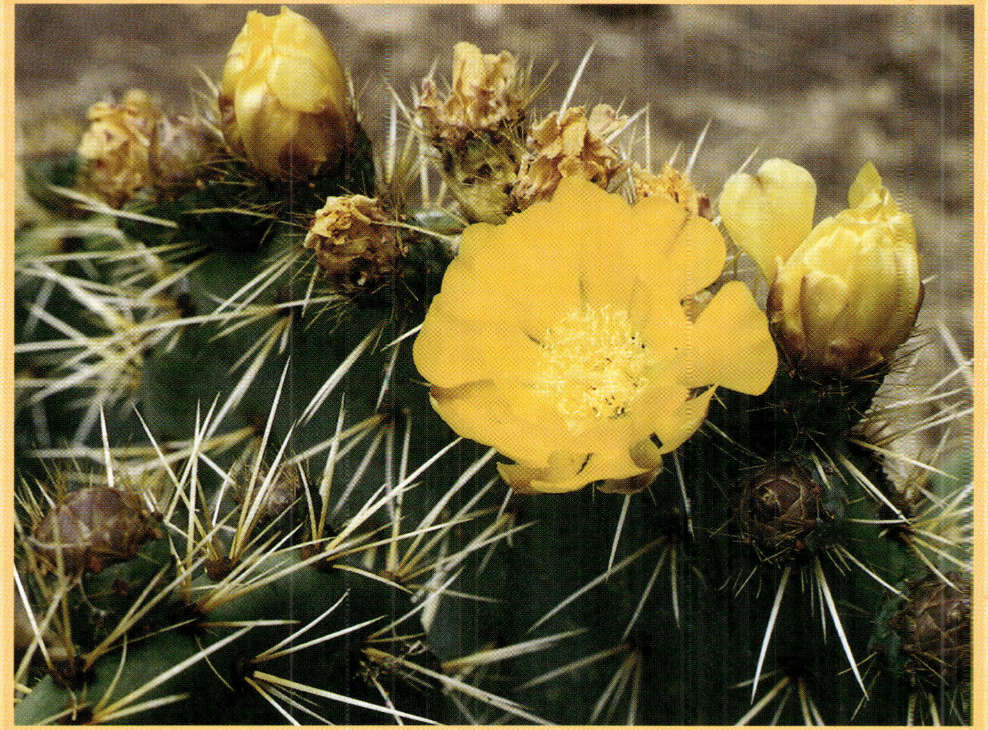

Von den Indianern wurde der Nopal auch seiner entzündungshemmenden Wirkungen wegen gepriesen.

Denn auch die dunklen, stark pigmentierten indianischen Typen waren Reizungen ihrer Haut durch die extreme Höhe des mexikanischen Hochlandes, das teilweise über 2.000 m Seehöhe liegt, ausgesetzt.

Deshalb verwendeten sie den Nopal auch für kosmetische Zwecke, als Zusatz zum Badewasser, als Gesichtsmaske oder für die Pflege der Haare (siehe Kapitel „Das Naturwunder“, Seiten 36 und 37).

Es waren schließlich Wissenschaftler in Europa, die nachgewiesen haben, dass der außerordentlich hohe Anteil an Retinol, Kalzium und Magnesium im Nopal Hautalterung und Faltenbildung besonders stark verzögert.

Zudem erweist sich der Nopal mit seinen Vitaminen C und E und Betakarotin als wichtiger Fänger der freien Radikale. Und diese werden vor allem durch ultraviolette Strahlung bei exzessivem Sonnenbaden produziert. Der aggressive Name „freie Radikale“ entspricht auch den tatsächlichen Eigenschaften dieser Moleküle. Sie greifen gesunde Zellen an, schädigen diese oder zerstören sie sogar. Durch Umweltverschmutzung wird der Schaden, der von einer hohen UV-Bestrahlung ausgeht, zusätzlich verschlimmert.

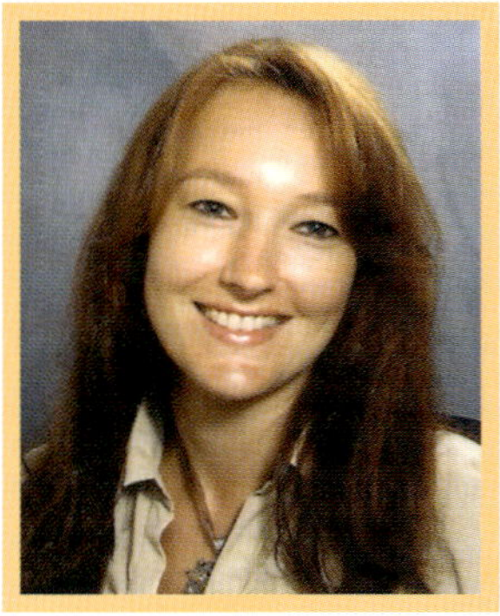

Interview mit DR. ANGELIKA PRENTNER

Mag. pharm. Dr. rer. nat. Angelika Prentner ist Pharmazeutin und hat als Apothekerin in Wiener Neustadt und Leibnitz gearbeitet und ihre Dissertation am Institut für Pharmakognosie der Karl-Franzens-Universität Graz dem Thema „Psychotrope Pflanzen Südamerikas und Mexikos“ gewidmet. Dieser Arbeit lagen mehrere Studienaufenthalte in Brasilien und Paraguay zu Grunde.

Die Wirkkräfte des Nopals werden immer wieder positiv bei hohen Cholesterinwerten, bei Diabetes und auch bei Übergewicht erwähnt. In Zusammenhang mit Fragen der Hautpflege war dies bislang aber eher selten der Fall. Warum?

PRENTNER: Das stimmt und doch geschah das zu Unrecht. Man muss nur nach Mexiko schauen, wo der Nopal in zwei Bereichen Verwendung findet: in der Kosmetik und im medizinischen Bereich. Schon den Ureinwohnern Amerikas, den Indianern, waren die hautpflegenden, beruhigenden, nährenden, entzündungshemmenden und wundheilenden Eigenschaften des Nopals bekannt. So stellten sie einen Saft aus dem Kaktus her, den sie bei Verbrennungen aller Art, auch bei Sonnenbrand, anwendeten. Dieses Wissen wird heute in der Kosmetikindustrie in diversen Produkten umgesetzt.

Was bedeutet das konkret im Bereich der Körperpflege?

PRENTNER: Durch den hohen Anteil an Aminosäuren, Mineralien, Retinol und natürlichen Radikalfängern wie Vitamin A und C unterstützt der Nopal den Aufbau und die Regeneration der Haut und wirkt somit einer Hautalterung und Faltenbildung entgegen.

Wie ist es zu verstehen, wenn Sie davon sprechen, der Nopal verzögere die Alterung der Haut?

PRENTNER: Für die Hautalterung sind, neben den UV-Strahlen, vor allem freie Radikale verantwortlich. Die natürlichen Radikalfänger im Nopal-Kaktus sind in der Lage, diese freien Radikale zu binden und sie so unschädlich zu machen.

Erklären Sie doch ganz kurz die „freien Radikale".

PRENTNER: Der aggressive Name entspricht auch tatsächlich ihren Eigenschaften. Sie greifen gesunde Zellen an, schädigen diese oder zerstören sie sogar. Das heißt, die freien Radikale greifen die Lipidmembran an, was zu Entzündungsreaktionen in der Haut führt. Die Folge davon sind Elastizitätsverlust, Zerstörung der Bindegewebsstruktur, Alterung der Haut und schließlich Faltenbildung.

Bei welchem Hauttyp empfehlen Sie die Verwendung von Nopal-Produkten?

PRENTNER: Grundsätzlich sind Nopal-Produkte für jeden Hauttyp aufgrund der nährenden, aufbauenden und hautberuhigenden Eigenschaften zu empfehlen.

In welchen Produkten findet sich das Extrakt der Kakteen?

PRENTNER: In Sonnenschutzcremen, After-Sun-Produkten, Seifen, Pflegecremen, aber auch in Gesichtsmasken und Shampoos.

Kommen wir von den kosmetischen Wirkungen zu den medizinischen in Bezug auf die Haut. Welche Heilkräfte konnten bereits nachgewiesen werden?

PRENTNER: Neuere Studien haben belegt, dass von allem der Inhaltsstoff Beta-Sitosterol entzündungshemmend wirkt. Damit ist nun auch nach wissenschaftlichen Maßstäben gesichert, was die Indios in Mexiko schon immer wussten. Nämlich, dass der Nopal bei allen Arten von Verbrennungen lindernd und heilend wirkt. Und zwar sowohl bei Sonnenbrand wie auch bei Brandwunden.

Gibt es noch weitere die Haut betreffende Wirkungen dieser Naturarznei?

PRENTNER: Ja, und zwar ist wissenschaftlich eine antivirale Wirkung nachgewiesen. Das heißt, dass Nopal-Produkte bei Lippen-Herpes lindernd wirken, indem sie intrazellulär die Virus-Replikation und extrazellulär sein Wachstum hemmen.

Mit dem Nopal haben wir es offenbar – gemessen an seinen vielfältigen medizinischen Möglichkeiten – mit einer ganz besonderen Pflanze zu tun. Warum kommt das Wissen über ihn erst so spät zu uns?

PRENTNER: Das hängt auch mit dem Aufstieg der strengen Wissenschaften zusammen, die das Wissen der alten Kulturen oft als gering eingeschätzt haben. Heute vermuten wir, dass etwa 60 % aller Nutzpflanzen auch der Gruppe der Arzneipflanzen zuzurechnen sind. Das heißt, dass diese Pflanzen oder Teile von ihnen eine lindernde, heilende oder auch pflegende Wirkung haben, wie eben auch der Nopal. Eine Bewusstseinserweiterung im Westen hat diesbezüglich auch die Erklärung der WHO 1978 in Alma Ata (Kasachstan) bewirkt, die die Aufwertung der traditionellen Medizin und deren Integration in die moderne Medizin forderte.

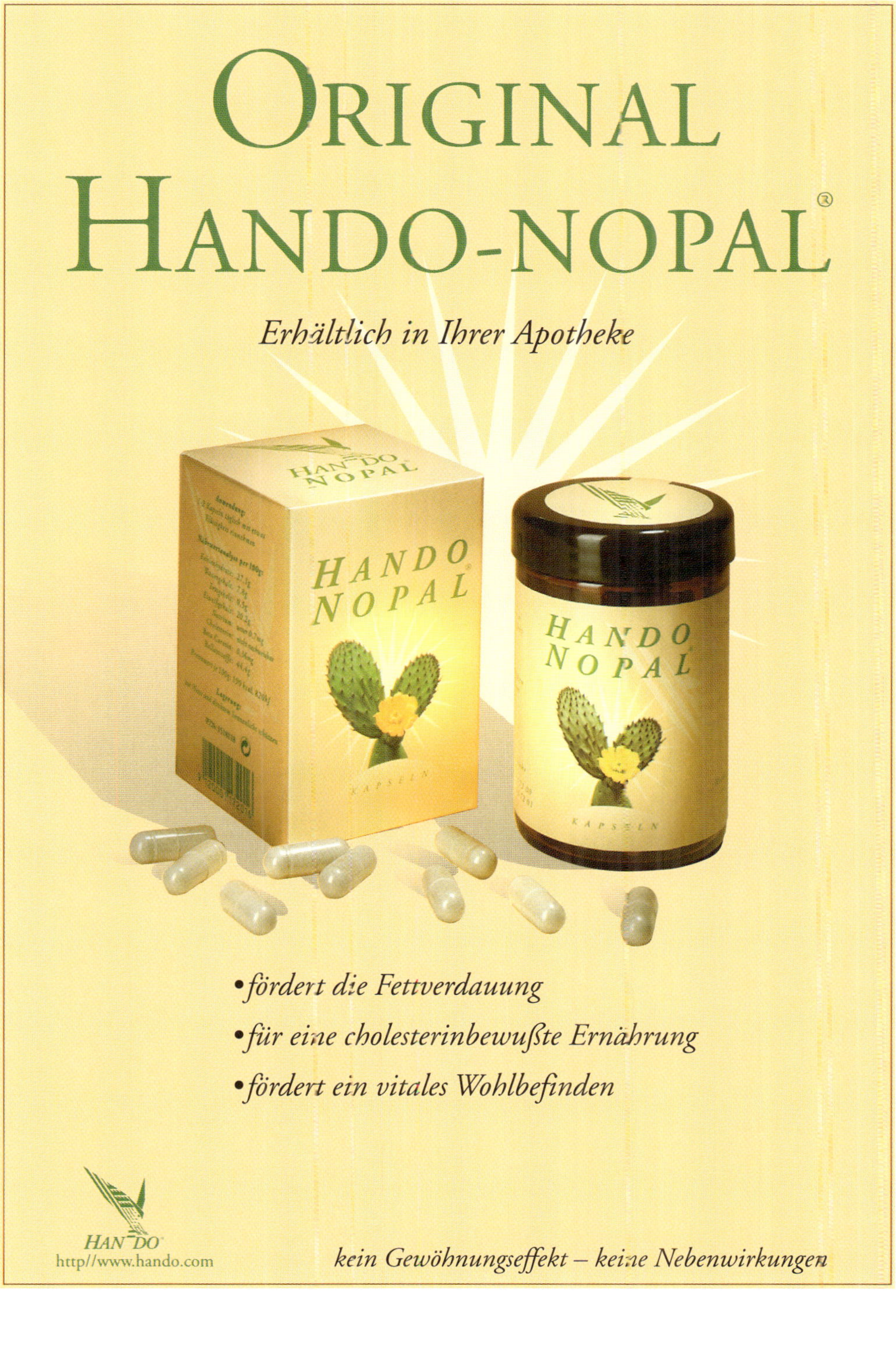
ORIGINAL
HANDO-NOPAL®
Erhältlich in Ihrer Apotheke
HAN DO NOPAL
HANDO NOPAL®
HANDO NOPAL®
•fördert die Fettverdauung
•für eine cholesterinbewußte Ernährung
•fördert ein vitales Wohlbefinden
HAN DO
http//www.hando.com
kein Gewöhnungseffekt – keine Nebenwirkungen

LISTE ÜBER NOPAL-STUDIEN

1. *Acute Hypoglycemic Effect of Opuntia streptacantha lemaire in NIDDM*
   Alberto C. Frati, MD, FACP, Blanca E. Gordillo, MD, Perla Altamirano, MS, C. Raul Ariza, MD, FACP, Roberto Cortès-Franco, MD, Adolfo Chavez-Negrete, MD: The Departments of Internal Medicine and Nuclear Medicine, Specialties Hospital, La Raza Medical Center, Mexican Institute of Social Security, Mexico City, Mexico.

2. *Adjustment to Diabetes Mellitus in Preschoolers and their mothers*
   W. Douglas Tynan, PhD: The Departments of Psychiatry and Endocrinology, Children's National Medical Center, Washington, DC

3. *Antiviral properties of extract of opuntia streptacantha*
   A. Ahmad, J. Davies, S. Randall and G. R. B. Skinner: Vaccine Research Trust and Vaccine Research Foundation, c/o Department of Infection, Medical School, University of Birmingham, Birmingham B15 2TT, UK

4. *Decreased blood glucose and insulin by nopal (Opuntia sp.)*
   Alberto C. Frati-Munari, Jose Antonio Fernandez-Harp, Manuel Banales-Ham and C. Raul Ariza-Andraca: Departmento de Midicina Interna, Hospital de Especialidades del Centro Medico »La Raza«, Instituto Mexicano del Seguro Social

5. *Effects of nopal (Opuntia sp.) on serum lipids, glycemia and body weight*
   Alberto C. Frati-Munari , Jose A. Fernandez-Harp , Hermenegildo de la Riva , Raul Ariza-Andraca: Departmento de Medicina Interna, Hospital de Especialidades, Centro Médico La Raza, Instituto Mexicano del Seguro Social, México.
   Maria del Carmen Torres: Departamento de Laboratorio Clínico, Hospital de Especialidades, Centro Médico La Raza, Instituto Mexicano del Seguro Social, México.

6. *Effects of Opuntia megacantha on blood glucose and kidney function in streptozotocin diabetic rats*
   P. Bwititi: Department of Medical Laboratory Sciences, Faculty of Medicine, University of Zimbabwe, Harare, Zimbabwe
   C. T. Musabayane: Department of Physiology, Faculty of Medicine, University of Zimbabwe, PO Box MP 167, Mount Pleasant, Harare, Zimbabwe
   C. F. B. Nhachi: Department of Clinical Pharmacology, Faculty of Medicine, University of Zimbabwe, Harare, Zimbabwe

7. *Effect of pH and temperature on the thermostability of prickly pear (Opuntia ficus-indica) yellow-orange pigments*
   Y. Coskuner, N. Turker, H. I. Ekiz, S. Aksay and E. Karababa: University of Mersin, Engineering Faculty, Department of Food Engineering, TR-33342 Ciftlikköy, Mersin, Turkey

8. *Effect of a semipurified product obtained from Opuntia streptacantha L. (a cactus) on glycemia and triglyceridemia of rabbit*
   Rafael Ibanez-Camacho y Mariana Meckes-Lozoya: Unidad de Investigación Biomédica en Medicina Tradicional y Herbolaria, Instituto Mexicano del Seguro Social, México.

9. *Hypoglycemic effect of Opuntia cactus*
   Rafael Ibanez-Camacho: Coordinación de Plantas Medicinales. Centro de Estudios Económicos y Sociales del Tercer Mundo, Ceestem

Rubén Román-Ramos: Departamento de Farmacologia. Instituto Mexicano para el Estudio de las Plantas Medicinales, Imeplam

10. *The hypoglucemic effect of opuntia streptacantha studied in different animal experimental models*
R. Ibanez-Camacho, M. Meckes-Lozoya and V. Mellado-Campos: Biomedical Research Unit in Traditional Medicine and Herbolary, Instituto Mexicano del Seguro Social, IMSS, Mexico 03100 D. F. (Mexico).

11. *Hypoglycemic Effect of Opuntia streptacantha Lemaire in NIDDM*
Alberto C. Frati-Munari, MD, Blanca E. Gordillo, MD, Perla Altamirano, MS, C. Raúl Ariza, MD: The Department of Internal Medicine and Nuclear Medicine, Hospital de Especialidades del Centro Médico La Raza, Instituto Mexicano del Seguro Social, México D. F., México.

12. *Isolation and characterization of a reserve protein from the seeds of Opuntia ficus-indica (Cactaceae)*
A.F. Uchoa, P.A.S. Souza, R. M.L. Zarate, E. Gomes-Filho and F.A.P. Campos: Departameno de Bioquimica e Biologia Melecular, Universidade Federal do Ceará, Fortaleza, CE, Brasil.

13. *Opuntia streptacantha: A Coadjutor in the Treatment of Diabetes Mellitus*
M. Meckes-Lozyoa and R. Román-Ramos: Biomedical Research Unit in Traditional Medicine and Herbolary, Mexican Institute of Social Security, Mexico City, Mexico.

14. *Prickly pear (Opuntia sp.) pectin alters hepatic cholesterol metabolism without affecting cholesterol absorption in guinea pigs fed a hypercholesterolemic diet*
Maria Luz Fernandez, Emme C. K. Lin, and Donald J. McNamara: Department of Nutritional Sciences and Interdisciplinary Nutritional Sciences Program, University of Arizona, Tucson, AZ 85721

Augusto Trejo: CIIDIR-IPN, Unidad Michoacan, Jiquilpan de Juarez, Michoacan, Mecxico 59510

15. *A purified extract from prickly pear cactus (Opuntia fuliginosa) controls experimentally induced diabetes in rats*
Augusto Trenjo-González, Maria del Rosario Munguia-Mazariegos: Department of Biotechnology, CIIDIR-IPN, Justo Sierra 28, 59510 Jiquilpan, Michoacan, Mexico,
Genaro Gabriel-Ortiz , Ana Maria Puebla-Pérez, Maria Dolores Huizar-Contreras, Silvia Mejia-Arreguin: Division of Experimental Pathology, Western Branch of Biomedical Research, IMSS, Sierra Mojada 800, Guadalajara, Jalisco, Mexico,
Edmundo Calva: Department of Biochemistry, CINVESTAV-IPN, P. O. Box 14-740, 07000 Mexico, D. F., Mexico.

16. *Study of the anti-hyperglycemic effect of plants used as antidiabetics*
F. J. Alarcon-Aguilar , R. Roman-Ramos , C. C. Contreras-Weber and J. L. Flores-Saenz: Departamento de Ciencias de la Salud, Universidad Autónoma Metropolitane Iztapalapa, Av. Michoacán y La Purisima, Ca Vicentina, 09340 Apartdo Postal 55-535, México, D. F., Mexico
S. Perez-Gutierrez: Departamento de Sistemas Biológicos, Universidad Autónoma Metropolitana Xochimilco, Apartado Postal 23-181, México D. F., México
A. Aguilar-Contreras: Herbarium-IMSSM, Centro Médico Nacional Siglo XXI, Subjefatura de Investigación, IMSS, México, D F., México

17. *Studies on the mechanism of »hipoglycemic« effect of nopal (Opuntia sp.)*
Alberto C. Frati-Munari, Angeles Yever-Garcés, Sergio Islas-Andrade, C. Raul Ariza-Andraca and Adolfo Chavez-Negrete
Departmento de Medicina Interna, Hospital de Especialidades, Centro Médico »La Raza«, Instituto Mexicano del Seguro Social, México, D. F., México

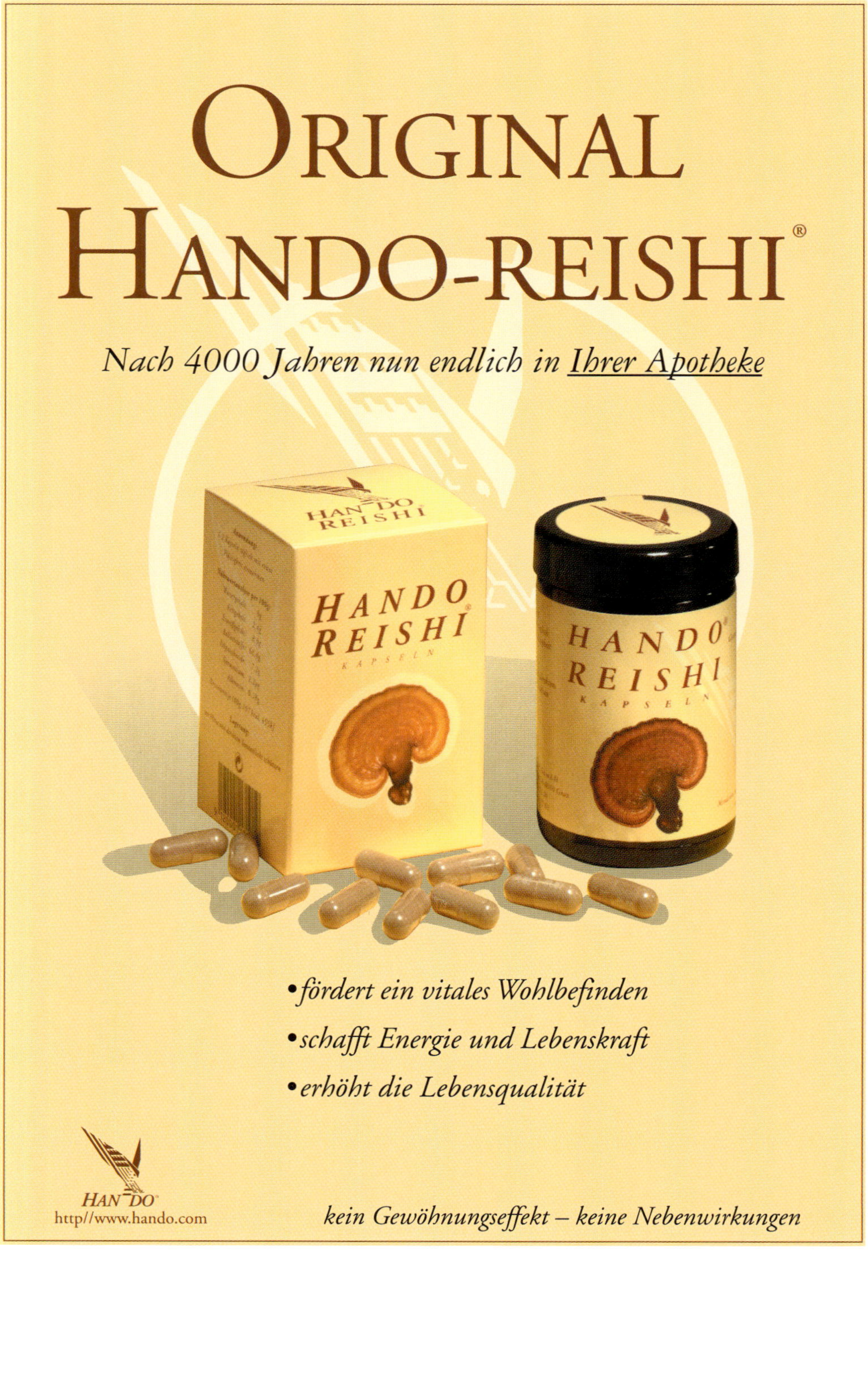
ORIGINAL
HANDO-REISHI®
Nach 4000 Jahren nun endlich in Ihrer Apotheke
HAN DO REISHI
HANDO REISHI®
KAPSELN
HANDO® REISHI
KAPSELN
•fördert ein vitales Wohlbefinden
•schafft Energie und Lebenskraft
•erhöht die Lebensqualität
HAN DO
http//www.hando.com
kein Gewöhnungseffekt – keine Nebenwirkungen